失眠用药与调养

杨 编著

U0324799

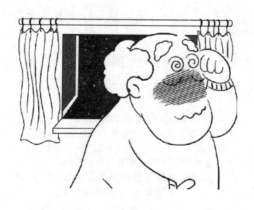

金盾出版社

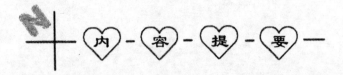

内-容-提-要

　　本书简要介绍了睡眠和失眠的定义、病因、病理、临床表现及危害等基础知识。详细介绍了失眠的药物治疗及调养的方法和措施，包括西药治疗、中草药治疗、中成药治疗、饮食疗法、自然疗法等，并告诉患者如何改变原有的不良生活方式，以达到防治失眠的目的。本书集知识性、趣味性、实用性于一体，适合广大失眠患者及大众阅读参考。

图书在版编目(CIP)数据

　　失眠用药及调养/杨玺编著 · —北京：金盾出版社，2014.8
（2019.1 重印）
　　ISBN 978-7-5082-9243-4

　　Ⅰ.①失… Ⅱ.①杨… Ⅲ.①失眠—用药法②失眠—防治
Ⅳ.①R749.7

　　中国版本图书馆 CIP 数据核字(2014)第 037246 号

金盾出版社出版、总发行
北京市太平路 5 号(地铁万寿路站往南)
邮政编码：100036　电话：68214039　83219215
传真：68276683　网址：www.jdcbs.cn
双峰印刷装订有限公司印刷、装订
各地新华书店经销
开本：850×1168 1/32　印张：6.625　字数：130 千字
2019 年 1 月第 1 版第 3 次印刷
印数：8 001～11 000 册　定价：25.00 元
（凡购买金盾出版社的图书，如有缺页、
倒页、脱页者，本社发行部负责调换）

前　言

　　睡眠对人体的健康至关重要。睡眠能消除疲劳,恢复体力;保护大脑,恢复精力;增强免疫力,康复机体;促进生长发育;延缓衰老;保护人的心理健康;也有利于美容。然而,据统计目前世界上有1/3的人被长期失眠所困扰。就我国睡眠障碍患者约有3亿,睡眠不良者竟高达5亿人。中老年人长时间失眠会引起机体免疫力下降、内分泌失调,极易导致高血压、心脏病、糖尿病、白内障、胃病、中风等疾病,甚至危及生命。

　　事实上失眠的背后存在很多精神、心理、抑郁或其他疾病。因此,应系统防治失眠,而不是盲目服用镇静催眠药。对于失眠患者,一定要到正规医院就诊,了解自己失眠的真实原因,如果需要服药,也一定要在专业医师的指导下服药。

　　很多人认为失眠很难治愈,其实这种看法是不正确的,只要患者在早期能得到正确的治疗和家人的充分理解和照顾是可以治好的。

　　随着社会的发展和进步,人们越来越关注健康,越来越关注生活质量和生命质量。为了能满足广大读者预防、保健和用药知识的需求,笔者精心编写了《失眠用药与调养》一书,希望能够成为广大群众,尤其是失眠患者的良师益友。但是,在用药过程中一定要遵医嘱,若有问题随时向医师请教，不可盲目行事，以免引起不必要的麻烦，甚至带来一些不良后果。

　　本书是笔者在结合 30 余年临床工作经验的基础上，并参阅大量科普文献编著而成的。内容深入浅出、通俗易懂、防治结合、以预防为主、重点突出。在写作方面力求集科学性、知识性、趣味性、实用性于一体。然而，由于笔者水平所限，缺点、错误之处，敬请读者不吝指正。

杨　玺

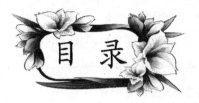

目 录

一、睡眠的定义

1. 什么是正常的睡眠

睡眠时间约占人生的 1/3。实际上,睡眠是一种优质的休息,使人从疲劳中恢复过来,以便继续生活、工作。与觉醒状态相比较,进入梦乡的人自觉意识消失,肌肉放松,神经反射减弱,体温下降,心跳减慢,血压轻度下降,胃肠道的蠕动也明显减弱。

健康的睡眠非常重要,睡眠的不同阶段有着不同的功能,慢波睡眠有恢复体力的功能,而快动眼睡眠可以巩固记忆、恢复精力,尤其对孩子的智力发育很重要。

不同年龄的人所需要的睡眠量不同,随着年龄的增长,入睡潜伏期延长,觉醒次数增加,人体所需睡眠量减少。老年人每天平均睡 6 小时就为正常。

2. 睡眠的周期

开始阶段为正相慢波睡眠,历时约 90 分钟,分浅睡眠、中度睡眠、较深睡眠和深度睡眠 4 期。在第四期后又返回到二、三期,进入异相快波睡眠,持续约 20 分钟,一慢一快,形成一个睡眠周期。周而复始,每晚有 4~6 个周期。正相睡眠是安静的,入睡者一动不动,肌肉放松,血压降低,心跳及呼吸减慢。异相睡眠是不安静的,会出现眼球快速运动、翻身转侧、手足徐动,有时会说梦话。

3. 睡眠的作用

(1)消除疲劳,恢复体力:睡眠是消除身体疲劳的主要方式。睡眠期间是胃肠道及其相关脏器合成并制造人体热能物质以供活动时用得好时机。另外,由于体温、心率、血压下降,呼吸及部分内分泌减少,使基础代谢率降低,从而使体力得以恢复。

(2)保护大脑,恢复精力:睡眠不足者,表现为烦躁、激动或精神萎靡,注意力涣散,记忆力减退等;长期缺少睡眠则会导致幻觉。而睡眠充足者,精力充沛,思维敏捷,办事效率高。这是由于大脑在睡眠状态下耗氧量大大减少,有利于脑细胞热能贮存。因此,睡眠有利于保护大脑,提高脑力。

(3)增强免疫力,康复机体:人体在正常情况下,能对侵入的各种抗原物质产生抗体,并通过免疫反应而将其清除,保护人体健康。睡眠能增强机体产生抗体的能力,从而增强机体的抵抗力;同时,睡眠还可以使各组织器官自我康复加快。现代医学中常把睡眠作为一种治疗手段,用来帮助患者度过最痛苦的时期,以利于疾病的康复。

(4)促进生长发育:睡眠与儿童生长发育密切相关,婴幼儿在出生后相当长的时间内,大脑继续发育,这个过程离不开睡眠;儿童的生长在睡眠状态下速度增快,因为睡眠期血浆生长激素可以连续数小时维持在较高水平。所以,应确保儿童充足的睡眠,以保证其生长发育。

（5）延缓衰老，促进长寿：近年来，许多调查研究资料均表明，健康长寿的老年人均有一个良好而正常的睡眠。人的生命好似一个燃烧的火焰，而有规律燃烧则生命持久；若忽高忽低燃烧则使时间缩短，使人早夭。睡眠时间恰似火焰燃烧最小的程度，因此能延缓衰老，保证生命的长久。

（6）保护人的心理健康：睡眠对于保护人的心理健康与维护人的正常心理活动是很重要的。因为短时间睡眠不佳者会出现注意力涣散，而长时间睡眠不能者则可造成不合理的思考等异常情况。

（7）有利于皮肤美容：在睡眠过程中皮肤毛细血管循环增多，其分泌和清除过程增强，加快了皮肤的再生，所以睡眠有益于皮肤美容。

4. 正常睡眠时间是多少

不同年龄、不同性别的人，对睡眠时间的要求是不同的。新生儿一天要睡 14～16 小时；学龄前儿童的睡眠时间缩短到 12 小时，再加上 1 小时午睡；到青春期的孩子，睡眠时间进一步缩短为 9～10 小时，而且不再午睡。成年人的睡眠时间平均为 8 小时，男女略有差异，男性需 7～9 小时，女性稍长一些，为 9～10 小时。

每个人的睡眠情况不尽相同。生活中有这样的经验：有的人每天只要睡 3～4 小时，就能头脑清醒、精力充沛，而有些人则必须睡 10～12 小时才能不困，否则白天就会头昏脑涨，工作难以为继。譬如短睡眠者，一天睡觉不超过 4 小时，如达·芬奇每 4 小时睡一次觉，每次大约 15 分钟；有长睡眠者,如爱因斯坦一天要睡 10 小时左右,这均属正常,无需治疗。

根据一个人的白天清醒程度来判断他所需的睡眠量:只要早上起床时头脑清晰,一天中没有疲劳感,能够神清气爽地处理事情,则表示睡眠时间已经足够。而睡眠时间过多就像吃得太饱,会"营养过剩",出现越睡越乏、越睡越笨的状况。

5. 老年人睡眠应该少吗

人们总认为老年人的睡眠时间少,这种看法不完全正确。的确,老年人一般夜里的睡眠时间只有 5～6 小时,但如果你为他做一个 24 小时睡眠脑电图检查就会发现,老年人常在白天有浅睡。我们经常能够看到,正在读报、看电视、听音乐的老年人渐渐低下了头,闭上了眼睛,有时甚至还会轻轻地打起鼾,流出口水。这就是老年人的浅睡,他们就是用这种方式弥补夜间睡眠不足的。

二、失眠的定义

（一）失眠的一般常识

1. 什么是睡眠障碍

（1）失眠：主要表现是晚上躺在床上辗转难眠；夜间经常醒来，且一旦醒了就难以再入睡；有的人表现为睡眠中多梦，时为噩梦惊醒，即使有充足的睡眠时间和良好的睡眠环境，也仍然得不到理想的睡眠状态。

（2）嗜睡：常见的有发作性嗜睡和与月经相关的周期性嗜睡。这些人虽然白天和晚上都在睡，但仍然疲惫不堪，影响了正常的生活和工作。另外，因个体长期睡眠时间不足而难以维持正常觉醒和警觉状态，也属于嗜睡。

（3）与呼吸相关的睡眠障碍：最常见的为打鼾所致的呼吸睡眠暂停。这些人虽然有充足的睡眠时间，但长期处于低氧、低通气状态，睡眠质量不高。

（4）节律紊乱：由于工作、药物、时差等所致昼夜睡眠节律紊乱，不能保持白天觉醒、晚上睡觉的正常节律。

（5）异态睡眠：即入睡与觉醒过程中或睡眠中以异常动作情感体验为主要表现，包括梦游、睡眠相关性呻吟、睡眠相关性进食障碍等。

(6)睡眠相关运动障碍性疾病：主要表现为某一简单、固定的动作反复出现，以致干扰了睡眠的一类睡眠障碍性疾病，如下肢不宁综合征、睡眠相关磨牙、睡眠相关腿痛性痉挛等。

2. 什么是失眠和失眠症

失眠是指睡眠的发生和维持发生障碍，致使睡眠的质和量不能满足个体的生理需要，引起患者白天感到精力不足、注意力涣散、工作效率低下的症状，并感到疲惫。其症状包括：入睡困难，就寝 30 分钟不能入睡；睡眠表浅，似睡非睡，早醒及醒后无法再入睡；梦多，每夜实际睡眠时间不足 6 小时；觉醒时间增多（每夜超过 30 分钟）；常被噩梦惊醒，睡醒之后仍感头昏、精神不振、嗜睡和疲乏无力等。

失眠症是指不能入睡，睡不稳、早醒和睡醒后不能恢复精神，从黑夜到白天，从觉醒到睡眠，人的精神和身体变化都有复杂的规律，健康人通常可以忍受这些规律短期被改变，但是频繁打断甚至长期中断这些规律，身体和精神的健康将严重恶化。

临床上根据病程长短将失眠分为 3 类：急性失眠，病程小于 4 周；亚急性失眠，病程大于 4 周，但小于 6 个月；慢性失眠，病程大于 6 个月。

3. 睡眠少属于失眠吗

法国著名睡眠研究专家鲁瓦扬·帕罗拉指出，绝大多数人每天需要睡眠 7.5～8 小时,但有些人每天只需睡 3.5 小时,有的则需睡 11～12 小时。

区别"觉少"和失眠的关键是天生"觉少"的人第二天精力充沛,而失眠症患者不但夜晚睡不好,而且白天也有很多烦恼。

总的来说,"觉少"的人比"觉多"的人寿命相对短,但睡眠太多,如每天连续睡眠时间超过 13～14 小时,也是一种病态,需要接受医疗检查。对于成年人,正常情况下,每天连续睡眠时间不应超过 11～12 小时。

(二)失眠的原因

1. 失眠的五大原因

引起失眠的原因很多:如身体、生理、心理、精神疾病、药物等。

(1)身体疾病造成的失眠:失眠者因身体疾病如心脏病、肾病、哮喘、溃疡病、关节炎、骨关节病、肠胃病、高血压、睡眠呼吸暂停综合征、甲状腺功能亢进、夜间肌阵挛综合征、脑疾病等而引起失眠。

(2)生理因素造成的失眠:环境的改变,会使人产生生理上的反应,如乘坐车、船、飞机时睡眠环境的变化;卧室内强光、噪声、过冷或过热都可能使人失眠。有的人对环境的适应性强,有的人则非常敏感、适应性差,环境一改变就睡不好。

(3)心理、精神因素导致的失眠:心理因素如焦虑、烦躁不安或情绪低落、心情不愉快等,都是引起失眠的重要原因。生活的打击、工作与学习的压力、未遂的意愿及社会环境的变化等,会使人产生心理和生理反应,导致神经系统的功能异常,造成大脑的功能障碍,从而引起失眠。

(4)服用药物和其他物质引起的失眠:服用中枢兴奋药物可导致失眠,如减肥药苯丙胺等。长期服用镇静催眠药,一旦戒掉,也会出现戒断症状——睡眠浅,噩梦多。

茶、咖啡、可乐类饮料等含有中枢神经兴奋药——咖啡碱,晚间饮用可引起失眠。酒精干扰人的睡眠结构,使睡眠变浅,一旦戒酒也会因戒断反应引起失眠。

酒精、尼古丁、咖啡因、儿茶酚胺、甲状腺素、β受体阻滞药、口服避孕药等易致失眠。

(5)对失眠的恐惧引起的失眠:有的人对睡眠的期望过高,认为睡得好,身体就百病不侵,睡得不好,身体易出现各种毛病。这种对睡眠的过分迷信,增加了睡眠的压力,容易引起失眠。

人难免有睡不好的时候,但有的人对这种暂时性的睡不好及其对身体的影响过于担心,一想到睡觉,就会条件反射地恐惧,老想着一定要睡好,反而使人更难入睡。这样就会形成害怕失眠—致力于睡眠—失眠—更害怕失眠的恶性循环。长此以往,很可能演变成慢性失眠。

2. 失眠的六大心理因素

(1)怕失眠心理:许多失眠患者都有"失眠期特性焦虑",

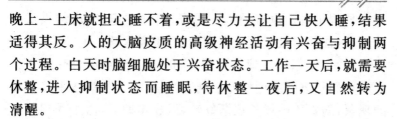

晚上一上床就担心睡不着,或是尽力去让自己快入睡,结果适得其反。人的大脑皮质的高级神经活动有兴奋与抑制两个过程。白天时脑细胞处于兴奋状态。工作一天后,就需要休整,进入抑制状态而睡眠,待休整一夜后,又自然转为清醒。

大脑皮质的兴奋与抑制相互协调,交替形成周而复始的睡眠节律。"怕失眠,想入睡",本意是想睡,但"怕失眠,想入睡"的思想本身是脑细胞的兴奋过程,越怕失眠,越想入睡,脑细胞就越兴奋,因而就更加失眠。

(2)梦有害心理:不少自称失眠的人,不能正确看待梦,认为梦是睡眠不佳的表现,对人体有害,甚至有人误认为多梦就是失眠。这些错误观念往往使人焦虑,担心入睡后会再做梦,这种"警戒"心理,往往影响睡眠质量。

其实,科学已证明,每个人都会做梦,做梦不但是一种正常的心理现象,而且是大脑的一种工作方式,在梦中重演白天的经历,有助于记忆,并把无用的信息清理掉。梦本身对人体并无害处,有害的是认为"做梦有害"的心理,使自己产生了心理负担。

(3)自责心理:有些人因为一次过失后,感到内疚自责,在脑子里重演过失事件,并懊悔自己当初没有妥善处理。白天由于事情多,自责懊悔情绪稍轻,到夜晚则"徘徊"在自责、懊悔的幻想与兴奋中,久久难眠。

(4)期待心理:是指人期待某人或做某事而担心睡过头误事,因而常出现早醒。例如,一位"三班倒"的网站管理员,由于上大夜班(夜里12时上班),常于晚7时睡觉,因害怕迟到,睡得不踏实,常常只能睡上1~2小时,就被惊醒,久之便成了早醒患者。也有的人在晋升、职称评定、分房结果快要公布前,往往也处于期待兴奋状态,难以入睡。

(5)童年创伤心理的再现:有的人由于童年时受到丧失父母、恐吓、重罚等创伤而感到害怕,出现了怕黑夜不能入睡的现象,随着年龄增长逐渐好转,但成年期后,由于受到某种类似儿童时期的创伤性刺激,就会使被压抑在潜意识的童年创伤性心理反应再现,重演童年时期的失眠现象。

(6)手足无措心理:有的人受到突发事件刺激后,不能做出正确的反应,手足无措,不知如何是好,以致晚上睡觉时也瞻前顾后,左思右想,但始终处于进退维谷、举棋不定的焦急兴奋状态。

3. 与失眠有关的疾病

失眠并不是一种独立的疾病。与失眠有关的疾病有200多种,最常见的也有80多种。

(1)神经衰弱性失眠伴有乏力头昏、心情烦躁、精神紧张、注意力分散。既容易兴奋又容易疲劳,头脑中经常出现杂乱的回忆和联想,难以摆脱。自己感到全身是病,但检查下来一切正常。其失眠的特点是入睡困难,正相慢波睡眠减少。

(2)焦虑性失眠伴有不愉快的情绪,整天对各种活动和事情过分担心和焦虑,忧心忡忡、烦躁不安、心悸气短、乏力自汗、肌肉紧张、全身不适。其失眠的特点是入睡难、多惊醒。在成年人中,焦虑的发病率为3%～5%,女性是男性的2倍。

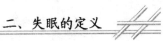

（3）更年期综合征引起的失眠伴有心烦易怒、面色苍白、皮肤潮红、乏力自汗、头痛头晕、情绪波动、注意力分散等。其产生原因是绝经后体内雌激素水平急剧下降,引起一系列生理、心理变化,导致自主神经功能紊乱。其睡眠特点是入睡难,夜间多醒。据统计,更年期妇女约有 40％伴有失眠,严重的会彻夜不眠,服安眠药难以奏效。

（4）脑动脉硬化引起的失眠伴有头痛头晕、面色苍白、眼花耳鸣、记忆力减退等,对近事特别容易遗忘。随着病情加重,还可出现精神症状和短暂性脑缺血,造成一侧肢体感觉异常及面瘫等。这种睡眠障碍的原因是脑动脉硬化和管腔狭窄造成大脑供血不足,神经细胞得不到充分营养而异常兴奋,其特点是多醒早醒,睡眠时间短,正相睡眠减少。

（5）病态窦房结综合征是冠心病或心肌病引起的窦房结缺血、水肿、纤维化,使窦房结神经细胞减少,传导功能降低。病态窦房结综合征性失眠常伴有心动过缓、胸闷乏力、头晕头痛、面色苍白等症状。夜间迷走神经兴奋,心跳越来越慢,患者常在半夜因胸闷胸痛而惊醒。其睡眠障碍的特点是半夜痛醒或早醒,正相睡眠减少。

（6）慢性胃病引起的失眠常伴有胃痛、胃胀、恶心、嗳气、泛酸等症状,常因饮食不当而加重。慢性胃炎多数为胃窦炎,而且与幽门螺杆菌感染有关。青年人多浅表性胃炎,老年人多萎缩性胃炎。这种失眠是因夜间来自胃肠的不良刺激打扰了正常的睡眠周期,中医学认为"胃不和则卧不安"。

4. 易致失眠的常见药物

（1）利尿药:尤其是联合用药时,可引起夜间多尿,频繁起夜,因而扰乱睡眠;利尿后,排钾过多,可以导致心血管节律性障碍,引起失眠。

(2)抗心律失常药:如丙吡胺(双异丙吡胺)和普鲁卡因胺可影响睡眠的质量。

(3)抗高血压药:如甲基多巴、萝芙木甲素、可乐定等,不但可引起失眠,还可以产生抑郁综合征,造成严重失眠;抗高血压药物用量不当,常能造成夜间低血压,同样可以引起失眠。

(4)β受体阻滞药:β受体阻滞药中的药物很多,尽管各药之间在药理上有差异,但都有不同的降压作用,有的还可引起低血糖和诱发抑郁综合征,这些不良反应都可引起失眠。

(5)抗抑郁药:如去郁敏、去甲替林、普鲁替林和老年人常用的氯丙嗪、丙米嗪等抗抑郁药,都可引起失眠。

(6)抗胆碱能药:特别是治疗帕金森病的药物,以及三环抗抑郁药和阿米替林等,可引起夜间烦躁不安和精神错乱而导致失眠。服用左旋多巴也可出现失眠及抑郁综合征。

(7)吡拉西坦:为γ-氨基丁酸的衍生物,可直接作用于大脑皮质,具有修复、激活、保护神经细胞的作用。实验显示,此药能促进学习能力,推迟缺氧性记忆障碍的产生,提高大脑对葡萄糖的使用率和能量储备,改善大脑功能。但此药不可在晚上服用,否则,会引起烦躁而进入兴奋状态,导致失眠。

(8)糖皮质激素:如泼尼松、地塞米松、泼尼松龙等药物,大剂量应用时,可引起机体的兴奋性增高而导致失眠、多汗等症状。

(9)平喘药:如氨茶碱、麻黄碱等药物,夜晚服用,由于其中枢神经兴奋作用,常导致失眠等症状。

(10)异烟肼:异烟肼为抗结核药物,大剂量应用时,具有中枢神经系统兴奋作用,常导致失眠等症状。

(11)安定类药:安定类药用量不当,偶尔可导致老年人的睡眠倒错,即白天镇静,全身活动减少,摄入液体量减少,进而导致夜间烦躁不安和精神错乱。

除上述药物以外,诸如抗癌药物、抗癫痫药物、口服避孕药、甲状腺制剂及某些含咖啡因的药物等,均可兴奋大脑皮质而影响到睡眠。应该指出的是,药物与食品不同,大剂量长期使用,各种不良反应会越来越严重,而不仅仅是引起失眠。因此,在用药前,应当熟悉药物的作用及不良反应。

5. 易引起失眠症的食物

(1)含咖啡因的食物:如咖啡奶茶,可乐。很多人都知道,含咖啡因食物会刺激神经系统,还具有一定的利尿作用,是导致失眠的常见原因。

(2)酒类:睡前饮少量酒可以促进睡眠。饮酒过量,虽然可以让人很快入睡,但却让睡眠状况一直停留在浅睡期,很难进入深睡期。所以,即使睡的时间很长,醒来后仍会有疲乏的感觉。

(3)辛辣食物:如麻辣小食,香蒜面包。其实,除此以外,晚餐吃辛辣食物也是影响睡眠的重要原因。辣椒、大蒜、洋葱等会造成胃中有灼烧感和消化不良,进而影响睡眠。

(4)油腻食物:如炸鸡,甜甜圈。油腻的食物吃了后会加重肠、胃、肝、胆和胰的工作负担,刺激神经中枢,让它一直处于工作状态,也会导致失眠。

(5)饱腹作用的食物:如豆类食物,烤玉米。还有些食物在消化过程中会产生较多的气体,从而产生腹胀感,妨碍正常睡眠,如豆类、大白菜、洋葱、玉米、香蕉等。

以上食物,失眠患者一定要慎重食用,如果失眠严重,一定要到正规医院进行治疗。

6. 为什么吃得不舒服也会失眠

中医学对此早有论述:"胃不和则卧不安""饮食过度,食不消化,郁而化火,热扰心神"。

许多中年人由于工作需要经常晚上出去应酬,宴席上觥筹交错,美味佳肴,结果顿顿饱餐而归,时间久了变成了失眠症。

仔细分析一下饮食的成分,不难看出为什么饱餐会引起失眠。首先是饮料,应酬中难免饮咖啡、浓茶,这些都属于中枢神经系统兴奋剂。其次,一个人吃了过量的高蛋白、高脂肪、高糖类食物之后,胃肠道的工作量增加,本该休息的胃肠道不得不加班加点才能把多余的营养物质消化掉。消化不完全时,会产生过量的气体和食物残渣,引起腹胀和便意,也会影响睡眠。其三,食物中的调味品很多,如果盐吃得过多,会发生"一过性钠中毒",使中枢神经系统的兴奋性增高,也会导致失眠。

7. 喝酒有助睡眠还是导致失眠

无论白酒、果酒、黄酒,还是米酒、高粱酒、地瓜酒、葡萄

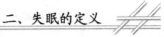

酒,万变不离其宗,其中都含有酒精。

酒精被胃肠吸收入血,并随血液循环流遍全身,其中最重要的内脏是脑和肝。少量饮酒后,低剂量的酒精会对中枢神经系统产生兴奋作用。所以,酒席中的饮酒者话会越来越多,不善辞令的主人会频频劝酒,拙于应答的客人也会每每应酬,大有彼此相见恨晚的感觉。在这之后,自然是睡不着的。所以,小剂量酒精会使人失眠。

如果谈兴浓,酒意酣,接着喝下去,神经系统就会发生变化。小脑功能失控时,饮者说话不清楚,拿酒杯不稳,走路摇晃,医学上称其为共济失调。大脑功能异常时,喝酒者会变得脾气暴躁、易发火、好挑刺儿。酒后出事往往在这个时期,如驾车闯祸,因一言不合而斗殴,甚至毁物、伤人。

再往下喝大脑就挺不住了,会进入抑制期。人会昏昏沉沉进入梦乡,严重者还会昏迷不醒,这是很危险的。可见饮酒对睡眠的影响不能"一言以蔽之"。不同的饮酒量,对睡眠的影响是不一样的。

8. 白领族易长期失眠

90%以上的年轻白领之所以长期失眠,皆是由焦虑、抑郁等情绪问题而引发的。据不完全调查显示,失眠者大都有类似的特点:性格敏感、多疑、犹豫不决、完美主义、爱担心、易焦虑等。另外,由生活中的偶发事件引起的情绪急躁、焦虑、郁闷等,也容易造成短期的失眠。长期睡眠不足,大脑得不到足够的休息,会出现头痛、头晕、记忆力衰退、食欲缺乏等现象。有些失眠者的免疫力也受到很大程度的损害,最终引发高血压、溃疡病等严重的健康问题。

9. 失眠青睐女性

(1)女性独特的生理特性,如经期、怀孕和更年期,可以影响睡眠的质量。女性每月在月经前期,其雌激素水平会增高,而黄体酮却会缺乏,这种情况常常可引起性激素之间的不平衡。这也就是为什么有"女人大姨妈来了不要去惹"的说法。在月经期间,女性还会出现胸闷、情绪焦虑、悲伤欲哭,对各种刺激过敏等症状。除此之外,还与女性所受的文化教育、传统的伦理道德教育影响有关。一般而言,女性的性格趋于内向,情感更为丰富,对情感的体验也更为细腻、敏锐。所有这些,都是造成女性易失眠的原因。

(2)神经衰弱是一种常见的神经病症,患者会出现脑力和体力不足、容易疲劳、工作效率低下,常有头痛等躯体不适感和睡眠障碍,但无器质性病变存在。一般而言,显著的神经衰弱症状主要有:容易疲劳、容易兴奋、睡眠障碍、情绪障碍、紧张性疼痛和自主神经功能紊乱等。

(3)压力、疾病、饮食、生活方式和睡眠环境都是影响睡眠的因素。每夜平均睡眠 5 小时的中年妇女比平均睡眠 8 小时的妇女更容易患心脏病;失眠有可能会增加饥饿感,从而影响身体的新陈代谢,导致保持或减少体重变得困难;失眠影响她们白天的行为能力。

生理因素和心理因素都可导致女性失眠,如不及时采用正确方法治疗,可加重焦虑和抑郁症,并使失眠问题更加严重。不幸的是许多女性没有意识到失眠对她们的健康和行为都会产生负面影响。虽然有许多妇女碰到过睡眠困难的问题,但只有 4％的成年人因睡眠问题看医生。

(三)失眠的临床表现

1. 失眠的主要症状

失眠只是一种症状,不是一种病。从医学的角度上说,失眠有可能是某种尚未显露出来或是已经出现的疾病的一种表现。具体形式有:

(1)入睡困难:指上床后长时间仍不能入睡(通常,人上床后 20～30 分钟即可睡着)。

(2)睡眠深度不足:夜间容易惊醒,睡不踏实,明明休息了一晚上,却好像没睡过一样,头昏疲惫,甚至无精打采。

(3)早醒:比平时提前醒来,或者半夜醒来后不能再次入睡。

(4)多梦,做噩梦:每个人都会做梦,但如果早上起来能记住自己做了很多梦,或者经常被噩梦惊醒,就会严重影响睡眠质量。噩梦可能是焦虑的一种表现,梦里面的紧张、担心、恐惧可能反映了你有某些需要处理的情感。

(5)量的减少:整夜总睡眠时间不足 6 小时,如入睡困难(上床后辗转反侧,虽然很累,但 30 分钟后仍然无法入睡)、早醒(凌晨醒来,却无法再次入睡)。

(6)质的下降:包括睡眠表浅、易醒、多梦等。虽然睡眠时间也达到6～8小时,但晨起后感觉像整夜没睡一样,头昏脑涨,无精打采,注意力不容易集中。

2. 失眠的主观和客观标准

(1)失眠以主观标准(临床标准)为主。

①主诉睡眠生理功能障碍。

②白天疲乏无力、头胀、头昏等症状系由睡眠障碍干扰所致。

③仅有睡眠量减少而无白日不适(短睡眠)者不视为失眠。

(2)失眠的客观标准是根据多导睡眠图结果来判断。

①睡眠潜伏期延长(长于30分钟)。

②实际睡眠时间减少(每夜不足6.5小时);觉醒时间增多(每夜超过30分钟)。

3. 失眠的常见分类

(1)根据患上失眠时间的长短,可以分为3种类型

①短暂性失眠,即失眠时间少于1周。

②短期性失眠,即失眠时间在1～3周之间。

③慢性失眠,即失眠时间在3周或1个月以上。

(2)根据不同的症状,失眠可分为3种类型

①难以入眠型(超过30分钟不能入睡),又称起始失眠。

②不能持续沉睡型,容易惊醒或反复憋醒,几乎每次醒来的时间超过30分钟,又称间断性失眠。

③早醒型,醒得很早,想睡又睡不着,又称终点失眠。

(3)根据生活习惯,失眠又分成5种类型

①压力型失眠。多为企业管理者、公务员、科研人员。

②不良嗜好型失眠。多为自由职业者、经纪人、创意人员、文化公司职员、从事与时尚有关的工作者,长期嗜好喝茶、喝咖啡、饮酒、吸烟等,刺激到了神经系统,严重妨碍了睡眠。

③焦虑性失眠。多见于30岁以上的女性领导,如私企老板、财务主管等,这部分女性正处于不断提升事业的人生阶段,而婚姻、家庭、人际关系无一不牵动情绪,因此很容易影响神经系统而导致失眠。

④抑郁性失眠。多为技术人员、不常与人交往的职业女性,内向的性格使得她们日常不善于表达,如遇到问题,容易产生低沉、抑郁的情绪。

⑤依赖药物型。对于长期依赖药物入睡的人来说,应及时请教医生,改变这一习惯。另外,有的减肥药物由于作用于神经,所以也严重影响了睡眠质量,建议不要服用。

4. 失眠患者的个性

个性是指一个人在现实环境中对各种事物表现出的比较稳定的态度和习惯化的行为方式。失眠症患者的人格特点具有内倾性、不稳定性和掩饰性。失眠症患者心理防御机制的成熟程度也较正常人低,其睡眠质量明显较正常人差,尤其采用不成熟防御机制的个体睡眠质量较差,主要表现在睡眠效率较低。

内倾性是指性格内向,比较保守,人际关系被动,不喜欢刺激,情感不易外露,注意力稳定难转移,悲观,保守,反应缓慢,行为迟缓。不稳定性指易怒,焦虑,易冲动,紧张,敏感多疑,具有攻击性,对各种刺激反应强烈。

心理防御机制是指个体处于挫折和冲突的紧张情境时,以某种心理方式或手段,把自己与现实的关系做出某些改变,以自己能接受的方式解脱烦恼、减轻内心不安,借以恢复情绪的平静与稳定,而不至于引起心理上过度的紧张和痛苦的一种适应性倾向。

防御机制的使用带有相对稳定的特点,较少随着情景而发生大的变化。失眠症患者过多使用不成熟型和中间型防御机制,遇到问题时较少采用积极的态度和方法去面对,而是过多采取退缩的消极态度和方法,企图回避矛盾以摆脱困境。常用的防御机制是退缩、幻想、解除、隔离、投射。失眠症患者较少使用成熟型防御机制,尤其是智慧和幽默。他们在遇到困难和问题时,不能正确面对,而是以各种方式和手段否认和掩饰矛盾,使矛盾不断加深。这会对失眠症患者造成恶性刺激,使失眠难以治愈或复发。健康状态的个体经常采用弱化、解除、隔离等防御方式调节睡眠。

失眠症患者应认识和改变不合适的防御方式,在药物治疗失眠的基础上,应加入适当具有针对性的心理辅助治疗,经常使用利他、幽默、压制等成熟合理的防御方式,使自己在遇到困境和矛盾时,能以自己接受的方式加以解释和处理,从而保持情绪上的平衡和心情的安定,保持良好的睡眠质量。

5. 测一测有无睡眠障碍

（1）入睡时间：A. 没有问题 B. 轻微延迟 C. 显著延迟 D. 严重延迟或没有睡觉。

（2）夜间睡眠中断：A. 没有问题 B. 轻微影响 C. 显著影响 D. 严重影响或没有睡觉。

（3）比期望的时间早醒：A. 没有问题 B. 轻微提早 C. 显著提早 D. 严重提早或没有睡觉。

（4）总睡眠时间：A. 足够 B. 轻微不足 C. 显著不足 D. 严重不足或没有睡觉。

（5）总睡眠质量（不论睡眠时间的长短）：A. 满意 B. 轻微不满 C. 显著不满 D. 严重不满或没有睡觉。

（6）白天情绪：A. 正常 B. 轻微不好 C. 显著不好 D. 严重不好。

（7）白天身体功能：A. 正常 B. 轻微影响 C. 显著影响 D. 严重影响。

（8）白天思睡：A. 没有思睡 B. 轻微思睡 C. 显著思睡 D. 严重思睡。

评估标准：选 A 者记 0 分；选 B 者记 1 分；选 C 者记 2 分；选 D 者记 3 分。如果总分小于 4，无睡眠障碍；如果总分在 4～6 之间，可能存在失眠；如果总分大于 6，肯定存在失眠。

6. 失眠的诊断要点

①入睡难。②容易醒。③睡眠少。④醒后精神不佳。

失眠症患者临床上一般进行以下检查:神经心理学检查,脑电图、脑电地形图检查,颅脑CT检查。

临床上借助睡眠图对失眠作出客观的评价:入睡时间超过30分钟为入睡难,睡眠中觉醒时间超过30分钟为容易醒,实际睡眠时间每晚少于6小时为睡眠少。由于睡眠时间的个体差异很大,所以诊断失眠不能只看睡眠时间,还要看睡眠质量。

三、失眠的危害

（一）失眠对人体的危害

失眠会使人的免疫力下降，导致人的身体素质下降。长期的睡眠不足，会使神经内分泌系统的应激调控系统被激活，并逐渐衰竭而发生调节紊乱。机体的各类代谢产物不能被及时排出体外，导致免疫功能明显降低，易患感冒，对健康产生不良影响。失眠还会使人记忆力下降，精力不足，从而导致工作效率低，还会使人变得焦虑、容易发脾气，影响正常生活。

最近科学证实：失眠对人的危害，绝不逊色于辐射、食物毒素及城市废气污染等对人体造成的伤害。失眠不仅使老年人出现夜不能寐、精疲力乏等症的精神折磨，同时科学研究表明，失眠还可引起性功能障碍、高血脂、老年性痴呆、心脑血管病、肿瘤、呼吸系统疾病等 80 多种疾病，发展为严重疾病者，甚至可导致死亡！

一是影响大脑功能：人在卧位睡眠时，脑的血流量是站立时的 7 倍。如果夜夜失眠，流经脑部的血液减少，可导致慢性脑功能不全，出现神经功能紊乱等。

二是削弱机体免疫力：整夜工作及长期睡不好觉，新陈代谢失衡，可使机体免疫力下降，难以抵御病魔的侵袭。

三是失眠可导致职业受挫、事故高发：偶尔的失眠带来的是第二天的疲倦和动作不协调。长期失眠的人预示有职业行为不佳，注意力不能集中，记忆出现障碍，工作力不从心，事故发生几率较睡眠正常的人高2倍。

据美国某空军基地一项纵向研究发现，失眠的人与睡眠正常的人相比，升职比较难、工资偏低，常常不能延长服役期。

四是失眠可导致精神障碍：有研究表明，持续一周失眠的人会变得急躁、恐惧、紧张、注意力不集中等，严重时还可能出现定向障碍或共济失调，并可能出现幻觉、妄想等严重的精神障碍。连续失眠还会使人白天精神萎靡或不能保持旺盛的精力，进而影响工作或生活。

五是失眠可导致自杀率增大：失眠可能导致激怒、情感脆弱、多愁善感、自我封闭、人际关系紧张、生活缺乏兴趣、性欲减退、伴焦虑、抑郁等精神症状，此外，失眠人群患抑郁症的人数为正常人的3倍，遇有抑郁症伴严重失眠的患者，他们中的自杀率大大增加。近年来，中、青年和大学生的自杀率有增无减，成为家庭、社会不安定的重要因素。

六是失眠可导致巨大社会损失：睡眠不足间接引起的经济损失和危害性更是触目惊心，由于白天身体疲劳、精神萎靡，大大增加了工作时意外事故发生的机会，不仅自己丧命，还危及他人性命，对社会造成巨大损失。

有资料表明，在美国由于失眠造成的车祸，占整个车祸发生率的7％。大家知道世界上几个大事故，如美国宾夕法尼亚核反应堆泄漏、乌克兰切尔诺贝利核电站爆炸、美国阿拉斯加油轮搁浅与操纵人员睡眠不足不无关系。

七是失眠导致身体发育滞缓和亚健康：儿童如患有严重睡眠不足，可影响其身体发育，因为在睡眠时特别在深睡期脑内分泌生长激素最多，是促进孩子骨骼生长的主要物质。生长激素还能使皮肤细胞加速新陈代谢，燃烧体内脂肪，维持人体代谢于"年轻"状态，故睡眠充足的人容颜滋润靓丽、身材匀称。

八是失眠可诱发其他疾病：失眠与躯体疾病关系密切，睡眠不足会使人体免疫力下降，抗病和康复疾病的能力低下，容易感冒、加重其他疾病或诱发原有疾病的发作，如心脑血管病、高血压病、糖尿病、胃肠道疾病等身心疾病。实践证明手术后的患者睡不好，明显延长伤口愈合的时间，如患者的基本睡眠得不到满足，他们身体康复的希望几乎微乎其微。

以上列举的大多是睡眠不足直接危害个人健康，造成个人生活质量严重下降的现象，而失眠危害绝非夸大其实，千里之堤毁于蚁穴，如果轻微失眠不加以重视和控制，从而引起的重度失眠会导致更大的危害。良好的睡眠状况与我们的工作和生活息息相关，不要让失眠"偷去"你的精力、活力、人际关系和工作升值的空间。

（二）长期失眠与多种疾病的关系

长期失眠会引起人体免疫功能降低和代谢功能紊乱，引发多种疾病。这绝不是危言耸听。

第一，失眠与健忘：失眠患者最常见的伴随症状之一就是健忘,这是由于长期失眠使脑功能受到影响所致。科学研究结果显示,睡眠能使遗忘的速度显著减慢,因为在睡眠期间进入大脑的外界刺激减少,使原先记住的东西能很快保存下来;如果减少睡眠时间,外界刺激不断进入大脑,就会把原先记住的东西也冲淡。此外,失眠患者的注意力常常不能集中,自然容易健忘。

第二,失眠与肥胖:一般人以为,睡眠好的人容易发胖,但研究结果恰好相反,每晚多睡一小时有助于减肥,睡眠不足反而令身体变胖的机会大大增加。因为人在睡眠时,体内会释放出一种名为"瘦素"的化学物质,该物质能控制体内脂肪的蓄积量。所以,众多身材健美的人往往都具有良好的睡眠。

第三,失眠与衰老:现代研究证明,人的皮肤健美与其睡眠状态密切相关。皮肤的色泽和弹性,取决于表皮细胞内黑色素的含量、位置,以及皮肤血管收缩扩张的程度,这些都受控于神经、体液内分泌系统的调节,而睡眠对此起着主导作用。临床上常可见失眠患者神情黯然,眼圈黑晕,脸色晦暗,面颊有色斑,皮肤松弛皱褶;而健康睡眠的人脸色红润,神采飞扬,肌肤光洁润泽,充满青春活力。因此,充足和高质量的睡眠是最好的皮肤调理剂和美容师。

第四,失眠与慢性疲劳综合征:慢性疲劳综合征以女性为多,除了失眠外,患者常诉说自己严重疲劳乏力,还常伴有低热、畏寒、头痛、咽喉不适、心烦、急躁等症状,往往因不适症状多样化而频繁就诊。晚上睡眠不好加重了诸多不适症状,而诸多不适症状则会使夜间更难入眠。

第五,失眠与心脏病:在临床上,心脏疾病患者伴有失眠者较多，一方面是心脏疾病本身会影响睡眠，如有些心脏疾病在夜晚心脏射血功能减弱，尤其对脑的供血不足而致失眠；或服用了某些治疗心脏疾病的扩血管西药，这些药物有影响睡眠的不良反应等；另一方面，夜间卧床难眠会出现烦躁、焦虑、烘热、出汗等症状，使交感神经系统兴奋、心率增快、血压增高等，加重了心脏疾病的病情，如此形成恶性循环。

第六，失眠与高血压：无规律的生活，是引起高血压的重要因素，而失眠则促使血压进一步上升。

临床上有部分失眠患者既有失眠症状，又有高血压。这部分患者，一方面血压高或某些降压药影响了睡眠；另一方面失眠又会加剧高血压病情，二者恶性循环。临床主要表现为早醒，醒后难再入睡或迷迷糊糊至天明，同时伴有头胀头痛、头顶部紧箍感、颈枕部板牵感、耳鸣脑响、面颊升火、急躁易怒等症状。

第七，失眠与消化系统疾病：中医学有"胃不和则卧不安"的理论。现代研究发现，人体的胃和小肠在夜晚会产生一种对消化道黏膜有修复作用的化学物质——TFF2蛋白质，如果睡眠不足，就会影响这种物质的产生，从而增加胃炎、胃及十二指肠溃疡、溃疡性结肠炎等疾病的发病几率。现代研究还证实，饮食过度或急、慢性胃炎和肠炎患者的胃肠道有炎性反应时，胃肠道发出的神经冲动可使脑干网状结构和大脑皮质兴奋，从而干扰睡眠；如失眠日久，也可使胃肠道消化液分泌紊乱，从而诱发或加剧其病情。

第八，失眠与老年痴呆：痴呆患者的大脑神经变性，可使机体睡眠-觉醒周期的中枢调节功能受累而产生失眠。反之,失眠又可加重痴呆患者的认知功能障碍,使痴呆病症加重。这些患者的睡眠障碍多表现为入睡困难,早醒和间断多醒,睡眠呈片段性,临床上最早出现的症状是健忘、计算力和定向力降低,以及学习新知识的能力下降。

第九,失眠与更年期综合征:失眠往往是更年期综合征最常见和最早出现的症状之一。这些患者的临床特征是情绪不稳,烦躁不安,激惹性高,除了失眠之外,多伴有眩晕、耳鸣、手抖、心慌、胸闷、烘热、出汗等症状,夜晚睡眠障碍可加剧上述不适症状。由于更年期综合征出现失眠的根本原因是自主神经功能紊乱和心理因素的双重作用所致,所以在治疗上,除了药物治疗之外,心理疏导和家属亲友的理解、体贴、安抚显得非常重要。只有这样,才能帮助这些女性提高更年期的生活质量,安全度过更年期。

第十,失眠与抑郁、焦虑等情绪障碍:欢悦、喜爱等情绪活动功能与睡眠功能一样,是人类与生俱来的,两者密切相关,相互影响。伴有情绪活动功能异常的失眠患者在病因方面,精神心理因素是最主要的共同影响因素。在睡眠障碍的临床症候特点方面,往往表现为卧床难以入眠或早醒后难再继续入睡,睡眠较浅而且不稳定,易于惊醒,醒后有疲乏感等。他们晚上失眠会引起心烦、急躁、易怒、少兴趣、缺乏自信心等情绪活动功能异常症状,而这些症状又会加剧晚上失眠,如此恶性循环,愈演愈烈。

第十一,失眠与冠心病:长期熬夜及失眠者,机体代谢紊乱,血脂异常,对心血管造成伤害,可引发冠心病。

第十二,失眠与过劳死:如果长期严重失眠,可令人烦躁焦虑、疲劳不堪,严重的可致人过劳而死。

四、失眠的治疗

（一）失眠的治疗原则

1. 失眠的"五步疗法"

（1）找出失眠的原因：因失眠到医院就诊时，要如实介绍自己的病史，服用过哪些药物，近期工作、家庭、感情有无遇到挫折等，便于医生找出原因，对证施治。

要查明躯体疾病所致的失眠，几乎所有的疾病都会干扰原来的睡眠形态，影响睡眠和觉醒的节律，原发疾病治愈后，失眠将迎刃而解。

若为精神心理性失眠，则应积极消除患者的精神刺激源；若为药物性失眠，则应立即停药；若为疾病相关性失眠，则应积极治疗原发疾病；对于其他因素引起的失眠，则应采取改善睡眠环境，注意劳逸结合，不喝咖啡、浓茶等方法，以建立良好的睡眠规律。

药物也是造成失眠的重要因素，如降压药、皮质类固醇、咖啡因等均能影响睡眠。值得注意的是，长期应用药物的方式不恰当也可以干扰睡眠。

（2）改变对失眠的态度：失眠并不可怕，要树立战胜失眠的信心,大多数失眠完全可以治愈的。临床上很多长期失眠的患者正是由于对失眠本身过于恐惧,才导致治疗效果不佳。

(3)养成良好的睡眠习惯:建议失眠患者每天按时就寝、按时起床。床是睡眠的地方,在床上不做与睡眠无关的事,如打电话、看电视、看书等。

(4)非药物治疗:失眠时可以采取听轻音乐、散步、打太极拳等多种非药物疗法改善睡眠。

(5)药物治疗:如果采取了以上四步疗法后,失眠仍然存在,就要根据病因进行药物治疗。对于心理性原因导致失眠的,应用抗焦虑抗抑郁药物,以及中成药制剂如乌灵胶囊等,常可取得满意效果。

短期失眠可采用针灸、按摩、药浴疗法。经常性的失眠,宜先采用中药,再采用西药治疗。顽固性的失眠应中西药合理使用。至于如何使用安定类、苯巴比妥类药物,最好听从医生的建议,因为这类药物不是非处方用药。中医一般将失眠症分为心脾两虚、阴虚火旺、心胆气虚、痰热内扰、肝郁化火、瘀血阻络等证型,分别采用补养心脾、滋阴降火、益气镇惊、化痰清热、疏肝泻火、活血化瘀等法施治。

2. 消除对睡眠的干扰

(1)消除对失眠的恐惧心理,不少失眠患者晚上一上床情绪就紧张起来,忧心忡忡,生怕睡不着,结果越怕睡不着就越睡不着,长此下去,便形成条件反射,造成恶性循环。对此,心理学家指出:失眠固然有害,但对失眠的恐惧和忧虑更为有害。

（2）严格生活规律和作息制度，白天要注意加强体育锻炼，无论怎样疲倦也不要睡觉。而晚上即使没睡好也要按时起床，这样坚持数日，就会逐渐好转，切不可一疲倦就打盹儿。

（3）注意睡前生理卫生，睡前不宜多喝水或浓茶，可用热水泡脚或洗个热水澡，卧室应尽量幽静、舒适，有助于更快入睡。枕头不宜过高，否则会妨碍呼吸。

（4）注意睡前心理卫生，睡前精神要放松，情绪要安宁，不可思绪过多，要力求心无杂念。保持心神宁静，也就能很自然入睡。

（5）及时求医就诊，对因疾病而引起的失眠，应及时就医。一时难以克服失眠症的患者可根据病情适当服一些镇静催眠药，这有助于调整神经系统的兴奋和抑制的平衡。

（6）不要紧张，树立信心，寻求合理、有效的方法战胜失眠。失眠不是一种严重疾病，1天或几天少睡几个小时没有关系。可以配合食疗、中药、西药、针灸、理疗、气功等。

（7）对于继发性失眠，以处理引起失眠的基本疾病或情况为主，一般来说，对失眠的病因解决后则失眠就会不治而愈。

（8）对原发性失眠的治疗，最重要的是调整睡眠习惯，恢复正常的生物节律，睡眠时间各人不同，睡眠时间短些对人体并无多大影响。

（9）一般失眠症经过病因、心理、躯体松弛治疗即可治愈。

（10）临床由于高血压、糖尿病、心脑血管疾病等所致失

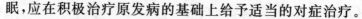

眠,应在积极治疗原发病的基础上给予适当的对症治疗。

(11)改变失眠患者的错误睡眠认知,调整睡眠习惯个体化,消除加剧失眠的焦虑等因素。

(12)对于抑郁和焦虑等心理障碍所致失眠要到精神科寻求专科治疗,根据具体情况给予适当的药物治疗和心理治疗。

(13)失眠症的治疗方法,还包括临床上常用的镇静催眠药,分3大类,即安定类、巴比妥类和其他非巴比妥类。服用镇静催眠药的患者不可驾驶车辆和操纵机器,以免发生事故。儿童不宜,老年患者应慎重使用,肝肾功能减退者慎用,哺乳期妇女及孕妇忌用。

3. 失眠对症调理

(1)要找出失眠原因,针对病因处理:病因主要有原发性心脑血管疾病及全身性疾病、继发于精神疾病的睡眠障碍(如焦虑症、抑郁症、精神分裂症等)、饮酒、滥用药物和持续的心理生理性失眠。

(2)找出克服失眠的调适方法:可保持乐观向上的心态,建立规律的生活制度,养成良好的睡眠习惯。积极治疗原发病,使所患疾病控制平稳。合理使用药物和保健品。许多药物在治疗疾病的同时可能会出现某些不良反应,其中包括引起失眠,切忌自行购药治病,一定在医生的指导之下,有针对性地选择有效且不良反应小的药物来治疗老年人的疾病;不要滥用保健品,更不要多种保健品混合使用,这样可能产生相互作用或反应,带来不良后果。

（3）控制各种失眠的危险因素：如睡前不要过多饮水，更不宜过量饮酒和咖啡，避免看刺激性较强的电视、小说，不要回忆往事和考虑明天的事情等。部分较重的患者，应在医生指导下，短期、适量地配用安眠药或小剂量抗焦虑、抑郁药。

（二）失眠的治疗方法

1. 治疗失眠的措施

（1）应该查找原因，并对因治疗。如控制血压，治疗各种慢性疾病等，只有去除病因后失眠才会好转。

（2）调整好情绪。心情不好时是很难睡好的。

（3）注意睡眠卫生。在很多情况下失眠都与不良睡眠习惯有关。具体包括：

①每天准时起床，包括节假日。即使失眠了，也不要老躺在床上，该起床时就起床。

②起床后稍稍做一些体育锻炼。

③白天尽量不午睡。

④晚餐不要吃得太饱。

⑤黄昏后尽量不食用、饮用对中枢神经系统有兴奋作用的食物、饮料和药物。

⑥睡前不阅读带刺激性的书报、杂志，避免看刺激性的电视节目。

⑦睡前可以温水淋浴、盆浴或泡泡脚。

⑧睡前做些放松活动,如按摩、推拿、气功、静坐等。

⑨卧室环境要舒适,避免强光、噪声,温度以 18℃ ～ 20℃为宜。

也许你会说,这些都是老生常谈。是的,可为什么老是常谈这些呢?那是因为这些重要,而且要想真正做到不容易,能够持之以恒地做到更不容易。

切记:药物是最后一步,而且只能短期用,不可经常服、长期服,否则难免会出现不良反应。

2. 各种失眠的治疗方法

(1)压力夜醒型:晚上很早就能正常入睡,但 3～4 小时后就醒过来而且异常清醒。

这样的情况多为阶段性的,多数与近期发生的某种压力巨大的生活变故有关,如感情破裂等。找准病因,对症下药,失眠就会逐渐好转。具体包括:

①看心理医生,做心理疏导,帮你认清阻碍睡眠的绊脚石,比如一躺到床上,就回忆起的烦心事。

②针灸有助于减轻焦虑,诱导深度睡眠。

③不喝酒。饮酒的确有助于入睡,但它对睡眠质量的干扰更严重。

④坦然接受"夜醒"。夜醒是正常现象,并非大难临头,无需忧心忡忡。

⑤将闹钟从床头移开,深夜盯着闹钟只会更加焦虑。

(2)早醒型:晚上很早就上床呼呼大睡,但凌晨很早会习惯性醒来,醒来后就无法重新入睡,躺在床上,大脑飞快地思

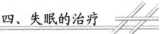

考问题,最终放弃睡眠。

①此类失眠者应当设定一个固定的时间起床,并坚持一周。比如,按每晚7个小时睡眠计算,要想早上5点起床,就应该在晚上10点睡觉。之后逐步调整睡眠时间,让醒来的时间逐渐推迟,从而达到调准生物钟的作用。

②为了减少"早醒"焦虑,醒来时不要躺在床上,最好起床放松一下,如喝一杯果汁或牛奶。越是躺在床上"努力睡",反而越清醒。

(3)夜猫子型:通常在夜间更兴奋,看电视、看书、上网、做家务,一直熬到凌晨两三点才睡觉。早晨因为要上班,还得正常起床,但起来后会觉得头昏眼花。

①睡前一定要放慢生活节奏,尽量利用白天时间处理棘手的工作。

②晚上光照太强,相当于摄入咖啡因,因此睡前2小时应调暗灯光。

(4)慢性失眠型:入睡需要1小时或更长时间;睡眠过程中醒来多次,每次清醒持续几分钟到1小时;常说梦话。

①改善晚间生活习惯和睡眠环境。理想的睡眠环境包括:适当降低卧室室温;光线稍暗;播放有雨声、海浪声或树叶沙沙声的音乐掩饰环境里令人心烦的杂音;不在床上看电视。

②及时就医,配合诊断失眠原因。

③白天练瑜伽,适当锻炼。

(5)过度兴奋型:为了完成工作加班到午夜或凌晨两三点,想倒头大睡时,却发现由于过度兴奋无法入眠。

①在白天小睡有助于平衡睡眠时间,但是时间不宜

过长。

②即使工作到很晚,也应该设定一个固定的睡觉时间。

③睡前放松,如睡前半小时洗温水澡、看书读报、调低灯光亮度等。

(6)激素导致失眠型:多为更年期女性,入睡难,常醒,醒来后辗转反侧,起床后精神萎靡。

①女性绝经后,激素的变化可能会影响到睡眠,如果潮热很严重,卧室最好保持较低温度。

②服用睡眠类非处方药物需当心,此类药物中含有会在人体内长时间停留的抗组胺药,它会导致嗜睡,并持续大约18小时。

③睡前20分钟服用0.3毫克非处方药褪黑激素。

④接受体检。更年期前后可能出现睡眠呼吸暂停等严重睡眠问题。

3. 短暂性失眠可先试非药物方法

(1)打消顾虑:有很多人发生短暂性失眠后会为此而担心。例如,担心对身体健康有影响;担心对工作有影响,担心患有其他精神或心理疾患,等等。担心是人之常情,但担心往往会加重失眠。所以,第一步要认识到担心没有意义,知道关键在于解决失眠的问题。

(2)明确原因:尽量明确失眠的原因,针对病因采取适当措施,这样,可能不需要使用催眠药即可恢复正常睡眠。比如,由环境因素改变(如倒时差等)导致失眠者,在消除有关因素后,失眠即消失。因喝茶、咖啡或吸烟而失眠者,应停止使用,这样睡眠自然会好起来。如疼痛或剧烈咳嗽引起失眠,应去医院积极治疗疾病。疼痛或咳嗽停止后失眠也会消失。

(3)非药物疗法:条件许可时,可先采用一些非药物治疗方法,例如,体育疗法、音乐疗法、艺术疗法、心理治疗、推拿治疗、针灸治疗、森田治疗、内观治疗等。当然,一些疗法需要到心理精神卫生机构去接受指导。

4. 原发性失眠的治疗

原发性失眠是指难以入睡或维持睡眠困难或睡眠后精力未恢复,这种状态至少维持在 1 个月以上,并引起患者具有临床意义的苦恼或社交、职业及其他重要功能的损害,同时排除其他睡眠障碍、精神障碍,以及躯体疾病、酒精或药物等医学问题引起的失眠情况。这种失眠情况往往在青年或中年起病,病程的差异也比较大,如果是心理性或医疗性应激事件引起,病程可以是有限的几个月。

目前,对于原发性失眠的治疗包括心理治疗、行为治疗、药物治疗等方法。心理治疗是通过解释、指导,让患者了解有关睡眠的基本知识,排解内心不良情绪,减少不必要的预期性焦虑反应;行为治疗主要是让患者进行放松训练,通过身心的放松和平和加快入睡速度;药物治疗方面,临床上可应用安定类和抗抑郁类药物。

5. 重度失眠的综合治疗

重度失眠的治疗应采用涉及药物治疗、情绪治疗和心理治疗等方面的综合疗法。

很多患者因为情绪波动变化大导致失眠情况严重,因此情绪治疗环节相当必要。针对此类患者,要通过调节情绪波动、化解内心矛盾来达到休养生息、平和心境的目的,从而间接改善睡眠欠佳的状况。

受家庭矛盾、情感因素、社会竞争等因素影响,当事人不能从心理上很快地适应,于是失眠现象随之出现,如果不加控制,随着时间的迁延,环境中很多因素还会加剧失眠症状。所谓"心病还需心药医",针对这类失眠人群的治疗,心理调节最合适不过。

虽然重度失眠患者也要进行必要的药物治疗,但药物选择方面应以中药为主,而且选药、服药环节都要由专业医生进行指导。加上以上两方面的治疗,如果这三个方面和环节能够顺利完成,重度失眠患者就能看到治愈的曙光了。

6. 中年人应对失眠的方法

(1)放松心情,诱导睡眠。身心松弛,有益睡眠。睡前到户外散步一会儿,放松一下精神,上床前先洗个热水澡,或热水泡脚,然后就寝,对顺利入眠有百利而无一害。诱导人体进入睡眠状态,有许多具体方法,如聆听平淡而有节律的音响,或音乐催眠音带,有助睡眠,还可以此建立诱导睡眠的条件反射。

(2)合适的睡姿。睡眠姿势当然以舒适为宜,且可因人而异。但睡眠以侧卧为佳,养生家曹慈山在《睡诀》中指出:"左侧卧屈左足,屈左臂,以手上承头,伸右足,以右手置于右股间。右

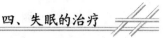

侧卧位反之。"这种睡眠姿势有利于全身放松,睡得安稳。

(3)若因出差在外,不适应环境而致失眠时,应先有思想准备,主动调适,有备无患,不致因紧张担心睡不好。同时还可采用以上助眠之法,则可避免失眠。

(4)平常而自然的心态。出现失眠不必过分担心,越是紧张,越是强行入睡,结果适得其反。有些人对连续多天出现失眠更是紧张不安,认为这样下去大脑得不到休息,不是短寿,也会生病。这类担心所致的过分焦虑,对睡眠本身及其健康的危害更大。

(5)寻求并消除失眠的原因。造成失眠的因素颇多,前已提及,只要稍加注意,不难发现。原因消除,失眠自愈,对因疾病引起的失眠症状,要及时求医。不能认为失眠不过是小问题,算不了病而延误治疗。

(6)饮食调节失眠也不失为好方法。有助于睡眠的食物有百合、莲子、大枣、藕粉、牛奶、苹果、香蕉、橘、橙、梨、桑葚。这些食物具有宁心安神的效果,因此白领日常饮食可以选择这些食物,积极做好缓解失眠的工作。

(7)多做有意义的事。要立志做个对社会有用的人,坚信"生平不做亏心事,半夜不怕鬼叫门"。

(8)虚心学习,尽快适应。在人生道路上要善于虚心学习,善于适应新生活、新工作和新环境。

(9)知恩图报,结交知心好友。心理有压力,睡眠有问题,情绪必烦恼,可以向知心好友倾诉,从好友的劝慰和出谋划策中减轻自己的困惑。

(10)善于忘却痛苦,寻找快乐。

(11)学会用宽容的眼光看待世界。

(12)产生心理困惑,又无法自我排解,可咨询心理医生。如果问题比较严重,则应求助于精神科专业医生。

(13)养成良好的睡眠习惯,晚上尽量10点就上床,早上尽量早起不赖床,即使每天晚上需要折腾到两三点才能进入睡眠。只有调整睡眠习惯,坚持不懈早起,才能保证走出失眠的困扰。

(14)制造良好的睡眠氛围,让自己有意识入睡。枕头和床是保证睡眠的重要条件,为了预防失眠,最好选择木板床,枕头高度要合适,科学的枕头高度应为6~9厘米。

另外,缓解失眠要注意卧室内尽量不放嘀嗒作响的闹钟,避免其声音影响睡眠质量,诱发失眠问题。

7. 失眠的自疗方法

(1)散步梳头浴足法

①散步。上床前悠悠散步,放松身心,有助于安定心神,帮助入睡。

②梳头。通过对头部上星、神庭、百会等穴位的反复梳理,可使烦躁、焦虑、抑郁的心情消退,起到催眠的作用。

③浴足。睡前温水泡脚,可引血下行,安定心神,也有助于安睡。

(2)枕上添补丁法:在枕心上面固定若干个核桃大小、缠绕坚实的补丁,然后装入枕套,继以枕巾覆盖。当头置于枕头时,会受到枕头上好几个支点的支撑力,由于大脑对这些支点感觉的互相干扰,使人的注意力分散,兴奋性下降,全身处于松弛状态,这样容易使人进入梦乡。

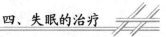

(3)仰卧左右滚头法:睡下时头置枕头,自然仰卧,头先向左(或向右)旋转滚动,然后再向右(或向左)旋转滚动。如此反复进行,直至入睡。这是由于不停地左右旋转滚动,渐使大脑的感觉麻痹,注意力分散,兴奋性下降,故而昏然入睡。

(4)仰卧拇指压脐法:睡下时采取自然仰卧位,以右手或左手拇指顶住脐窝向下推压,会使人的注意力向下转移,从而使大脑的兴奋性下降而易入眠。

(5)侧卧头枕腕腹法:睡下时采取自然侧卧位,着床一肘屈曲,平放床上,腕腹朝上,置于枕边。头枕腕腹,由于头颅的重力作用,刺激内关穴,起到解郁除烦、镇静催眠的作用,同样可以使人全身松弛,易入梦境。

(6)侧卧指按内关法:睡下时采用自然侧卧位,用左(或右)手握住右(或左)手腕部,拇指按压内关穴,其余四指按于腕之背侧,同样有宁心安神作用,使人酣然入睡。

(7)调息运气宁神法:上床后,两目自然闭合,舌尖顶住上腭,两手重叠,置于小腹,取仰卧位,全身放松,注意力分散或向小腹转移,可宁神定志,易于入睡。

(8)持续数数麻痹法:排除一切杂念,从1开始一直往后数,到入睡为止。这样数数,可使人最终昏昏而眠。此外,作为失眠患者,还应注意睡眠卫生,戒除一切不利于入睡的行为。如睡前下棋、打牌、跳舞,或看惊险恐怖电视,饮用兴奋提神的饮料,超越常规的思虑等,均为健康睡眠之大敌,宜彻底纠正。

(9)不用药的简便催眠法

①睡前静坐30分钟,躺在床上半小时后如果还不能入睡,就立即起床到其他房间,在昏暗的灯光下继续静坐。放

松下来后,再回卧室睡觉。

②睡前 1 小时内不看电视,不做运动,不喝浓茶、咖啡等。

③坚持进行有氧锻炼,如早晨、下午或晚饭前进行 30～40 分钟慢跑或快步走。

④不把烦恼带上床,在枕边放个记事本,记下白天不愉快的事,然后再睡。

⑤周末可睡懒觉,但不能超过平时的 2～3 小时。

⑥打鼾人群尽量"侧身睡"。

⑦失眠者应避免白天睡觉。

8. 失眠的饮食调理

(1)不宜过饱:《彭祖摄生养性论》中说:"饱食偃卧,则气伤"。《抱朴子·极言》中也说:"饱食即卧,伤也。"民间还有俗语:"早饭宜好,午饭宜饱,晚饭宜少。"这些讲法都比较符合养生学思想。如果晚饭吃得过饱,或者是在睡觉前又吃些零食,食物得不到消化就上床睡觉,增加了胃肠负担,容易导致卧在床上辗转反侧,难以入睡,正如《内经》中所言"胃不和则卧不安"。

(2)不可饥饿:晚饭不宜吃得过饱,但也不能饥饿。如果担心吃过晚饭后会影响正常睡眠,就干脆把晚饭省去,这种做法更不可取。晚饭饮食不入,即饥又渴,岂不更令人难以入睡。善养生者务必做到,晚饭宜少而不可不吃、不喝。

(3)少用肥甘厚味:鸡、鸭、鱼、肉等肥甘厚味摄入过多,常常会影响胃肠道对食物的消化吸收。如果是晚餐已摄入了较大量的肥甘厚味以后,可以在进餐后适当活动一下,如散步、干家务活等,以促进食物的消化与吸收。也可以把睡眠时间稍推迟一点,这样可能会有利于睡得更安静一些。

(4)时间安排合理:进晚餐的时间和上床就寝时间安排的合理与否,对能否安静舒适地入睡有十分密切的关系。《陶真人卫生歌》中说:"晚食常于申酉前,何夜徒劳滞胸膈。"一般认为,晚饭应在睡前4小时左右,如果是晚10点钟上床就寝,晚饭可以安排在下午6点。饮食与睡觉时间安排的合理,则就避免了因"胃不和"而致"卧不安"的担忧了。

只要能够按照以上说的去安排晚餐及就寝时间,养成规律的卫生习惯,对于改善睡眠质量大有裨益。

(5)有益于失眠的食物

①富含松果体的食物。富含松果体的食物之所以能改善睡眠,是由于人的睡眠质量与大脑中一种叫松果体素的物质密切相关。夜晚,黑暗会刺激人体合成和分泌松果体素,它会经血液循环而作用于睡眠中枢使人体产生浓浓睡意。天亮时,松果体受光线刺激就会减少,使人从睡眠状态中醒来

研究发现,进入中年以后,人体内的松果体素会逐渐减少,40岁时为青年时的1/4;50岁时为1/6;60岁时会降到1/10。因此,中老年人可以通过补充富含松果体素的食物来促进睡眠。这类食物包括燕麦、甜玉米、番茄、香蕉。

②对抗咖啡因的食物。茶的兴奋作用会影响睡眠。因此,如果白天饮茶较多影响睡眠,可在睡前用几克酸枣仁泡水喝,或用酸枣仁与大米煮粥,睡前喝一小碗。酸枣仁中含有酸枣仁皂苷A、酸枣仁皂苷B、桦皮酸、桦皮醇及3种甾醇

类物质,它们可降低血液中去甲肾上腺素的含量,从而对抗由咖啡因引起的睡眠不佳。

③抑制5-羟色胺的食物。如果白天经常犯困,而晚上睡眠不安稳,可以在睡前吃一块馒头或面包。因为这类人群在日间分泌的色氨酸较多,色氨酸会转化为5-羟色胺,5-羟色胺有催眠作用,会导致犯困,而到了晚间体内的色氨酸却不足,难以安然入睡。因此,夜间吃一些馒头、面包,能提高体内色氨酸的含量,也就容易入睡。

④调节神经的食物。如果长期摄入锌、铜不足,那么一段时间后,人体就会由于缺乏这两种微量元素而影响脑细胞的能量代谢及神经系统的调节,内分泌常处于兴奋状态,因而辗转难眠。在这种情况下,晚餐时多吃一些富含锌、铜的牡蛎、鱼、瘦肉、虾、鳝鱼等食物,能有效改善神经衰弱症状,保证良好睡眠。

⑤奇异果。睡眠障碍的产生与中枢神经过度唤起及交感神经过度兴奋有关,或是受压力激素大量分泌的影响,而奇异果由于含有丰富的钙、镁及维生素C,有助于神经传导物质的合成与传递,尤其是钙,更具有稳定情绪及抑制交感神经的作用。将黄金奇异果与牛奶、蜂蜜、冰块等一起打成夏季冰饮,不但有利于人体对果籽中维生素E的吸收,还有增加皮肤弹性的功效。

⑥牛奶。牛奶中含有两种催眠物质:一种是色氨酸,能促进大脑神经细胞分泌出使人昏昏欲睡的神经递质5-羟色胺;另一种是对生理功能具有调节作用的肽类,其中的"类鸦片肽"可以和中枢神经结合,发挥类似鸦片的麻醉、镇痛作用,让人感到全身舒适,有利于解除疲劳并入睡。睡前喝一

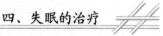

杯牛奶,其中的催眠物质足以起到安眠的作用。

⑦苹果。苹果可以治脾虚火盛,补中益气,无论是对心脾两虚、阴虚火旺、肝胆不和或肠胃不和所致之失眠症都有较好的疗效。苹果中的芳香成分中醇类含 92%,羰类化合物 6%。其浓郁的芳香气味,对人的神经有很强的镇静作用,能催人入眠。如果家里没有苹果,可以试试倒杯开水加入一勺醋来喝,同样能促进睡眠。除此外,在床头柜上放上一个剥开皮或切开的柑橘,吸闻其芳香气味,可以镇静中枢神经,帮助入睡。

⑧核桃。核桃是一种滋养强壮品,对人体神经衰弱、健忘、失眠、多梦和饮食不振有益。每日早晚各吃些核桃仁,或取核桃仁、黑芝麻捣碎,日服 2 次,每次 10 克,有利睡眠。据现代科学分析,核桃仁含蛋白质 15.4%,含脂肪 40%～63%,含糖类 10%,还含有钙、磷、铁、锌、胡萝卜素及维生素 A、B 族维生素、维生素 C、维生素 E 等。味美多脂的核桃仁不仅营养丰富,还有其特殊的疗效。

⑨小麦。性味甘平,有养血安神的作用。选用浮小麦 60 克,加大枣 15 枚,甘草 30 克,用水 4 碗,煎至 1 碗,早晚服用,能够改善食欲,提高睡眠质量。

9. 失眠的心理治疗

(1)保持心理平衡对治疗失眠很重要:任何会在晚上发作或干扰正常睡眠的疾病都可能导致失眠,因此很难说神经过敏和紧张是导致失眠的罪魁祸首。但至少可以看出,失眠除了与躯体疾病密切相关以外,还与心理问题有着莫大的联系。最明显的例子是,抑郁症能带来严重的睡眠问题,如入睡困难或早醒。临床实践证明,很多失眠患者是因为工作上的不顺心、学习上的压力、家庭关系的紧张、经济上的重负、爱情受挫、人际矛盾、退休后生活单调、精神空虚等原因所致。而相对于心理问题来说,人们更容易看到和治疗躯体疾病。当对躯体问题的治疗并不能改善失眠时,也很少有人会想到可能是心理出现了问题。这一状况不仅使失眠问题得不到妥善的治疗,还可能导致人们对心理健康的忽视,甚至错过治疗的最佳时机。

因此,对于心理因素引起的失眠来说,药物及其他疗法只是一种症状治疗,一种辅助措施,唯有心理治疗才能更好地解决问题。心理因素虽然是导致失眠的重要原因,但只要患者能够自我调节心理活动,它又可以成为克服疾病的有力武器。

(2)失眠的心理放松方法

①按时上床。坚持按自己习惯的时间上床睡觉,机体在此时间会反应性地要求休息,周末和休息日也应如此。

②保持卧室空气流通和适宜温度。好的环境有助于快速入睡,气温以18℃~20℃最佳,干燥天气地板应洒水。

③坚持睡前的习惯性活动。睡前应进行你习惯的某些活动:喝药茶,喝牛奶,洗澡,写日记或听一会音乐。

④晚上尽量少吃难消化或油腻或有刺激味的食物,睡前2小时不可喝含酒精或咖啡因的饮料。

⑤睡前不能进行剧烈运动,如你有傍晚或晚上锻炼的习惯要在睡前4小时进行。

⑥不要带着问题上床,如果真有什么一时解决不了的问

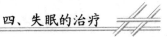

题,可用笔记下来,留第二天再想。

⑦睡前不要用脑过度,苦思冥想会使大脑兴奋异常而难以安静。

⑧睡前洗个热水澡,会使你感到更舒适并有利于身体保健。

⑨睡前活动应与白天的主要活动相反,如体力劳动者睡前应看点书报或听些音乐,脑力劳动者则可进行些轻微的体力活动如散步、做操等。如无睡意最好不恋床,起来干点事,待有睡意时再上床即睡。

(3)失眠的自我心理调节

①放松情绪法。失眠固然不好,但失眠本身的危害远不如对失眠恐惧与忧虑所造成的危害大。对失眠的恐惧与忧虑,会产生恶性循环的精神交互作用,即失眠—恐惧—紧张—失眠加重—恐惧加重—紧张加重—失眠更重,形成恶性循环。因此,患了失眠症后,放松情绪,冷静地接受现实至关重要,同时要认识到失眠时,只要能做到心身放松,即便是整夜不眠,也无大碍,高僧经常静坐(卧)不眠却能长寿就是证明。

②松笑导眠法。平卧静心,面带微笑,行6次深而慢的呼吸后,转为自然呼吸,每当吸气时,依次意守(注意力集中)头顶—前额—眼皮—嘴唇—颈部—两肩—胸背—腰腹—臀和双腿—双膝和小腿—双脚,并于每一呼气时,默念"松"且体会意守部位散松的感觉,待全身放松后,就会自然入睡,必要时可重复2~3次。

③逆向导眠法。对思维杂乱无法入静的失眠者,可采取逆向导眠法。就寝后,不是去准备入睡,而是舒坦地躺着,想

一些曾经历过得愉快事件,并沉浸在幸福情景之中。若是因杂念难以入眠时,不但不去控制杂念,反而接着"杂念"去续编故事,而故事情节应使自己感到身心愉快,故事的篇幅编得越长越久远越好。这些有意的回想与"编故事"既可消除患者对"失眠"的恐惧,也可因大脑皮质正常的兴奋疲劳而转入保护性抑制状态,促进自然入眠。

④紧松摇头法。仰卧床上后,先行双上肢收缩用劲,持续10秒后放松,并体会放松感觉,重复3次后,同法依次做下肢、头、面部和全身的紧张后放松训练。待彻底放松后,微闭双眼,将头部以正位向左右摇摆,摆身为5°～10°,摆速为1～2秒一次,一边摆一边体会整个身体越来越松散深沉,摇摆的幅度和速度也渐小,这样的自我摇摆仿佛婴儿睡在晃动的摇篮中,睡意很快就会来临。

(4)失眠还需"心药"医:放松训练能让人很快入睡,也能帮助戒掉药瘾,很多人一旦出现失眠,首先想到药物治疗,实际上,心理治疗在失眠症中占有举足轻重的地位。

①失眠要看心理门诊。很多老百姓把失眠当成一个单独的病来看待,这是错误的。实际上,患者出现失眠症状,尤其是3个月以上反复多次失眠,可能是多种潜在疾病的一个信号。

一般来说,由环境改变如噪声、光照、出差,生理因素如连续倒夜班,生活遭遇不幸等引起的失眠,以及躯体疾病引起的失眠,如大脑病变、慢性疼痛、高血压、夜尿症等,只占失眠病因的一小部分。更多时候,失眠与心理障碍密切相关。

在神经内科就诊的失眠患者中,80%是心因性失眠,其中大多是神经衰弱症患者。对他们用药物治疗,往往是治标不治本,时间长了,镇静催眠药所带来的"药物依赖症"还会加重病情。

相反,失眠患者看心理门诊,能够尽早发现一些较为严重的心理疾病,如焦虑症、抑郁症、甚至是精神分裂症。尤其是抑郁症,其首发症状就是失眠、容易早醒。学者说,大型综合医院的医生,甚至神经内科医生也缺乏相应的诊断常识,误诊率很高,因此看专业的心理门诊非常重要。

②失眠为什么要到心理科诊治而不是神经内科?其实,失眠症本身就隶属于心理疾病的范畴。有些慢性失眠的患者,失眠只是表象,从根本上说可能是焦虑或抑郁的一个症状,因此要到临床心理科请专家进行系统评估,排查精神心理疾病相关性失眠。抑郁症患者产生继发失眠时,必须加用抗抑郁药物治疗。焦虑障碍患者产生继发失眠时,要加用抗焦虑药物治疗。

③心理治疗方法多。对失眠患者来说,正确认识失眠非常重要。有经验的医生会帮助患者树立正确的"睡眠观":睡眠是生理现象,失眠也是生理现象,人人都会遇到,只要放松心情,失眠很快就会过去;四五个小时的睡眠就能满足生理需要,不必为了睡得比以前少而忧心忡忡,也不必规定睡眠时间,要顺其自然。还有,失眠症刚开始治疗时,吃点镇静催眠药有助于加快病情恢复,不必过分关注药物的不良反应。

有的患者深受失眠困扰,却宁愿吃药也不肯向别人敞开胸怀。有经验的心理医生能找出失眠患者的"心结",进行针对性的治疗。目前,行为疗法在失眠治疗中应用较多,医生举了一个例子,有的患者害怕失眠,醒来后也认定自己没有睡过觉,忧心忡忡,萎靡不振。家人趁他入睡后,在他脸上描了一片黑色,第二天早上,失眠者终于接受了"昨晚真的睡着"的现实,从而不再担心失眠了。行为疗法不必拘泥于形式,但需要专业的心理医生给出治疗方案。平时,失眠患者要多进行放松训练,通过聆听一些有助于放松身心的指导语,放松肌肉和情绪,能尽快进入梦乡。

④心理治疗帮助戒掉药瘾。由于认识的局限,很多人失眠后没有首选心理治疗,在吃镇静催眠药上瘾、无法戒断的情况下,才迫不得已去看心理门诊。同济医院心身治疗科就有不少这样的患者,接受心理治疗后,患者往往能顺利地入睡,不再依赖药物。

长期服用镇静催眠药,戒断反应往往较为严重,躯体症状很快就会过去,但心理成瘾很难对付。因此,患者在戒药的同时,一定要接受心理治疗,才能帮助患者摆脱对药物的依赖。

五、失眠的药物治疗

（一）用于治疗失眠的药物

1. 镇静催眠药的分类

第一类是巴比妥类：按用量不同，作用又有镇静、安眠、抗惊厥和麻醉之分。可选择性地阻断网状结构上行激活系统，从而使外周冲动不能传达到大脑皮质而引起睡眠。这类药物有苯巴比妥（鲁米那），异戊巴比妥（阿米妥），戊巴比妥，司可巴比妥（速可眠），硫喷妥钠等。

对睡眠不深，多梦和易醒者，可选用长时间作用的苯巴比妥，对入睡困难者，可选用作用快的催眠药异戊巴比妥等。由于此类药物常有醒后头昏、困倦、精神不振、思睡等后遗作用，目前较少用于治疗失眠。

第二类是安定类（又称抗焦虑药，苯二氮䓬类药物）：安定类药物通过影响脑干系统和边缘系统而诱导人们入睡，醒后无明显困倦感，是当前使用最广泛的镇静催眠药。如氯硝西泮（氯硝安定），地西泮（安定），劳拉西泮（罗拉、氯羟安定），氟安定（妥明当），硝西泮（硝基安定），艾司唑仑（舒乐安定),阿普唑仑(佳乐安定、佳静安定),三唑仑(酣乐欣),咪达唑仑(速眠安)等。

第三类镇静催眠药物:现已陆续上市,现在国内上市的有佐匹克隆(忆梦返)、唑吡坦(思诺思)和扎来普隆。

第四类则是其他镇静催眠药:有水合氯醛,溴化物,甲丙氨酯(眠尔通),甲喹酮(安眠酮),谷维素等。

(1)水合氯醛,其催眠作用快,多于服后15分钟内出现,可持续6～8小时,除口服外,还可灌入直肠内,对顽固性失眠或用其他催眠药效果不佳的患者,有较好的疗效。

(2)溴化物(如三溴合剂、健脑合剂等),多用于神经衰弱的焦虑和失眠症状。由于溴化物排泄缓慢,长期应用可导致蓄积而中毒,尤其对低盐或无盐饮食者更易发生,应列为禁忌。

(3)甲喹酮(安眠酮),作用较迅速,服后30分钟内即可入睡,持续6～8小时,醒后无后遗作用和不快感,每次0.1～0.2克,睡前服。

2. 常用安定类药物

(1)常用安定类药物简介:安定类药物有很多种,其药理作用相似,有抗焦虑、抗惊厥,还有肌肉松弛作用和镇静作用,并能诱导入睡;对恐惧和控制预期发生的惊恐疗效可靠。

安定类药物分为短效、中效、长效3种:短效者如奥沙西泮(6～10小时),咪达唑仑(2小时)等,适用于迅速减轻焦虑和诱导入睡。中效如艾司唑仑(17小时)、阿普唑仑(12～15小时)、劳拉西泮(10～18小时)等。长效有地西泮(14～15

小时)、氯硝西泮(19～60 小时)等,用于维持中后期睡眠,但可引起记忆和注意力障碍。

临床研究表明,阿普唑仑、劳拉西泮和氯硝西泮对焦虑和惊恐发作有良好疗效。

①阿普唑仑(佳静安定)。抗焦虑作用比地西泮强 10 倍,可能是安定类药物中最强的抗焦虑、抗惊恐药物,所以可用于严重难治的焦虑症。阿普唑仑也是安定类药物中最易成瘾的药物。这是因为阿普唑仑比其他大多数安定类药物作用更强;更因为它有一个较短的临床半衰期(即患者叙述一个药物产生效果至作用消失的时间),阿普唑仑的临床半衰期为 4～5 小时,当 4～5 小时后,焦虑再次出现,患者需要再服药以保持平静,这不是一个好的现象,是嗜瘾的早期信号。

阿普唑仑抗焦虑、抗惊恐的初始剂量为每次 0.4 毫克,每日 3 次,以后酌情增减。老年人的初始剂量为每次 0.2 毫克,每日 3 次,根据病情和对药物的反应情况酌情增减。焦虑患者常有入睡困难,焦躁难以忍受,可使用阿普唑仑 0.4～0.8 毫克,晚上服。

②劳拉西泮(罗拉)。是安定药中最温和的药物,成瘾性小,加之半衰期短,不影响白天功能。另外,劳拉西泮在肝外代谢,与其他药物相互作用较少(与酒精是例外),是优先选择的安定药之一,特别是老年人。用于焦虑症时每次 1～2 毫克,每日 2～3 次,用于失眠时睡前每小时服 1～4 毫克。

③氯硝西泮(氯硝安定、利福全)。半衰期长,患者只需每日服 2 次,临床半衰期为 8～10 小时。因此,给予一次量后开始作用和作用消失难以被感觉到,成瘾的潜在危险较

少,但是,当服用氯硝西泮即使是每日1毫克,长期服用患者仍需慢慢地撤停。

④地西泮(安定)。有直接的肌松弛特性,因此用于肌痉挛,但长期使用可使人感到发笨,无独立性和勇气,并有抑郁倾向。它也更易滥用,因为它被吸收后迅速入脑,短至10~15分钟很快突然感觉到放松。但是,这种开始的峰效使它有一种理想的"灭火"性能,可以迅速地在早期阶段消除惊恐发作。例如,当遇到某些特殊强应激时,将地西泮放在口内,并嚼碎,可在15分钟内扑灭应激不良反应。

⑤艾司唑仑(舒乐安定)。用于各种类型的失眠,每次1~2毫克,20~60分钟可入睡,维持5小时。用于焦虑、恐惧,每次1~2毫克,每日3次。

⑥奥沙西泮(舒宁)。为地西泮、氯氮䓬(利眠宁)的主要活性代谢产物,药理作用与地西泮、氯氮䓬相似,但较弱。嗜睡、运动失调等不良反应较少,对焦虑失眠均有效,用于焦虑者15~30毫克,每日3~4次,老年人适当减量,肝肾功能不全者禁用。

(2)用药注意事项

①从小剂量开始。使用精神药物的规则是除紧急的情况外,药物应从小剂量开始,通常为最小有效量的1/2,此后缓慢增加用量,直至量不足有焦虑延续,量太高有明显的镇静状态,在既无焦虑又无明显镇静之间设一个最适量维持量。假使焦虑不明显、惊恐频率很少,或当成功治疗后已经停用药物,这时可以采用一种偶尔临时服用安定药的方法,或只是当患者在进入到一个预期可能发作,如乘机、演讲前的情况提前使用,把药放到嘴里,并嚼碎,可在15分钟内取

得效果。

②避免撤停反应。成瘾是安定药最大的问题,所有服用这种药物的人均应知道这一点。假使一周内服用数次过多或超过一个月,那么所有的人都有成瘾的潜在危险。经常遇到有些患者已经服药几十年,现在还在服,不能离开药。长期依赖安定药后撤停十分困难,停止使用不但焦虑复发,而且伴有肌肉痉挛、失眠。撤停反应常在停药后 1～10 天出现。

避免安定类药物撤停反应的秘诀,是很慢很慢地逐渐停用,可以用 1/2 片或 1/4 片开始逐渐减少,若患者是在一高剂量,开始时可以作较大的减少,但此后需慢减,愈慢愈好。当患者服用 1/2 片时,这个时间就是可以撤离的时间。另一种防止撤停反应的方法是将短半衰期安定药转换到相当量半衰期长的安定药,药物替换过程要慢,一般需要数周,然后逐渐减少剂量。

3. 抗焦虑药物的分类与注意事项

(1)药物分类:按半衰期的长短抗焦虑药物可分为短效、中效、长效 3 类。

①短效抗焦虑药物。佐匹克隆、唑吡坦、扎来普隆、三唑仑、咪达唑仑(速眠安),该类药物主要用于入睡困难的失眠患者,对以早醒为特点的失眠者无效。

②中效抗焦虑药物。艾司唑仑、阿普唑仑、劳拉西泮,适合帮助患者增加睡眠深度,减少夜间醒转次数和做梦频度,同时用于缓解患者的焦虑和紧张不安。

③长效抗焦虑药物。地西泮、氯硝西泮、氟安定、硝基安定适合用于为早醒所苦的患者,也常用于缓解患者的焦虑和紧张不安。

对于顽固性失眠者,目前主张短期、间断和交替使用安定类药物,以避免长期使用安定类药物所产生的药物依赖及其他不良反应。

另外,某些抗抑郁药物亦具有显著的镇静催眠作用,如三环类的阿米替林、多塞平,而新型抗抑郁药物曲唑酮不仅是一种有效的镇静催眠药,也能够非常显著的减少多梦,从而极大地改善以多梦所苦患者的睡眠质量。

(2)应用药物注意事项

①巴比妥类镇静催眠药。代表药物为苯巴比妥(鲁米那),为普遍性中枢抑制药,是比较常见的治疗失眠的药物。其随剂量由小到大,相继出现镇静、催眠、抗惊厥和麻醉作用,但由于本类药物的安全性远不及安定类,且较易发生依赖性,因此目前已很少用于镇静和催眠。

②哌嗪羧化物抗焦虑药。代表药物为佐匹克隆。适用于因时差、工作导致的失眠,手术前焦虑导致的失眠等情况。这种药物的不良反应与服用剂量及患者的敏感性有关,最常见的是晨间嗜睡、口干、口苦、肌无力等。长期服药突然停药后可出现戒断症状。此外,严重呼吸功能不全、对本药过敏者、孕妇及哺乳期妇女、肝功能不全者慎用或不用。

③氨基甲酸酯类丙二醇抗焦虑药。代表药物:甲丙氨酯(安宁、眠尔通)。适用于精神焦虑紧张、精神不安等的调节,同时也作为镇静安眠、治疗失眠的药物。其能抑制中枢神经元间传导,减少由丘脑向大脑皮质的冲动,减少由中枢传出

至骨骼肌的冲动,有肌肉松弛、消除紧张和诱导睡眠作用。但如果误服可能出现嗜睡、无力、皮疹、血压下降等不良症状。长期服用还可产生耐药性。

④芳香族哌嗪类抗焦虑药。代表药物为丁螺环酮,又名一舒、苏新,是与安定类不同的,具有抗焦虑、抗抑郁的作用。无镇静、催眠、肌肉松弛和抗惊厥作用。数十年来已是精神药物的"角儿",是最早被批准的一种非成瘾抗焦虑药。

丁螺环酮临床主要用于治疗广泛性焦虑,短时间应用效果类似安定类,且不会引起镇静、损害精神运动和认知功能。作用出现较慢,2～4周起效,对惊恐发作无效。有关专家认为实际效果并不十分理想,但可以作为抗抑郁药治疗抑郁性焦虑的辅助治疗。开始剂量为每次 5 毫克,每日 3 次,以后每 2～3 日增加 5 毫克,一般有效剂量为每日 20～30 毫克。本品无依赖性,停药时无须小心减量。

对芳香族哌嗪类药过敏、严重肝肾功能不全、重症肌无力、青光眼、癫痫患者禁用。

⑤噻嗪和噻唑衍生物抗焦虑药。代表药物为氯美扎酮,别名芬那露。可用于精神紧张、恐惧、精神性神经病、慢性疲劳,以及由焦虑、激动和某些疾病引起的烦躁、失眠等的治疗。其不良反应可见嗜睡、潮红、药疹、厌食、抑郁。

⑥二苯甲烷衍生物抗焦虑药。代表药物为羟嗪(安他乐)。适用于轻度的焦虑、紧张、情绪激动状态,以及经期的焦虑、不安等精神状。不良反应有嗜睡、头昏。长期服用可产生耐受性。本药可诱发癫痫。

4. 常用抗抑郁药物与注意事项

(1)常用抗抑郁药物简介:主要为 5-羟色胺再摄取抑制

剂,氟西汀(百忧解)为代表药物。1988年开始临床应用,不久以后帕罗西汀(赛乐特),舍曲林(左洛复)随之问世,再以后西酞普兰(喜普妙),艾司西酞普兰及文拉法辛(5-羟色胺及去甲肾上腺素再吸收抑制药)相继问世。当氟西汀被美国食品药品管理局证实治疗抑郁后数年,发现对焦虑和惊恐同样有效。

①氟西汀(百忧解)。在5-羟色胺再摄取抑制剂药物中,氟西汀是第一个药物,也是研究时间最长、试验最多、用药经验最多的一个药物。在一些用高正常量不能控制的焦虑患者中,使用更高量可使患者恢复到一个高度舒适的水平。氟西汀也优先用于妊娠妇女的治疗,氟西汀偶可引起体重明显增加,以及较少见的疲乏。

②帕罗西汀(赛乐特)。半衰期短,易产生撤停反应,另外发生体重增加概率高,有时产生白天疲劳。另一方面,帕罗西汀可能最少引起腹泻症状,当其他5-羟色胺药物对焦虑作用不明显时,使用帕罗西汀高剂量(40~50毫克)有时可产生明显效果。

③舍曲林(左洛复)。治疗焦虑障碍仅次于帕罗西汀。有些医生第一次选择5-羟色胺时,通常给予舍曲林或西酞普兰(或艾司西酞普兰)。初始剂量为每日25毫克,每日1次,1周后增加到每日50毫克,每日1次,与食物同服。

④度洛西汀。是一种最新的抗抑郁药,作为第二线选择。度洛西汀为5-羟色胺及去甲肾上腺素再摄取抑制药,不良反应相对较少,患者耐受性较好。常用量为60毫克,顿服,或每次30毫克,每日2次。对难治性抑郁有较好的治疗作用。在过去的15年中出现了一类新药,长期服用可能有

很多不良反应,但是小量、短期使用(数周而非数月),无论是奥氮平或喹硫平可能是安全而有效的药物,和其他药物结合使用可以帮助达到控制惊恐的目的。

⑤黛力新(通用名称为氟哌噻吨美利曲辛片)。主要成分为氟哌噻吨及美利曲辛。黛力新适用于治疗神经衰弱、胃肠神经官能症、老年性抑郁、更年期综合征等疾病。黛力新可用于治疗多种症状。

神经症:神经衰弱、抑郁或焦虑性神经症、疑病性神经症等。

自主神经功能紊乱:胃肠神经官能症、心脏神经官能症。

多种焦虑抑郁状态:包括某些应激、生理时期、多种疾病、药物成瘾等伴随的焦虑和抑郁。黛力新的用法和用量为:成人每日2片,早晨及中午各1片;严重病例早晨的剂量可加至2片;老年患者早晨服1片即可;维持量每日1片,早晨口服;对失眠或严重不安的病例建议在急性期加服镇静药。

⑥谷维素。谷维素存在于诸多植物油料中,如玉米胚芽油、小麦胚芽油、稞麦糠油、菜子油等,以毛糠油的谷维素含量最高。大多数人睡眠质量差并不是器质性原因造成的,而是由于工作生活压力过大,长期处于焦虑、烦躁状态,导致自主神经紊乱,出现睡眠质量差、多梦、记忆力减退症状。不喜欢用药的患者也可以在饮食中多加使用含有谷维素的食物来进行调理。

谷维素有很好的营养神经的作用,能够改善自主神经功能失调,改善内分泌平衡障碍,对神经衰弱症患者具有一定的调节作用。同时,谷维素能稳定情绪、减轻焦虑及紧张状态,也可以起到改善睡眠的效果。轻度失眠可以用谷维素来治疗,不会存在安眠药的不良反应和依赖性。

谷维素还常用于更年期综合征的辅助治疗,对更年期失眠多虑有很好的改善作用。

谷维素虽对神经衰弱症患者有一定的调节作用,但对于重症失眠的患者作用甚微。因此,建议已经患有失眠症并且严重影响了正常的生活和工作的朋友最好还是去医院就诊。及早的合理用药,不要错过了最佳的治疗效果。

(2)用药注意事项:抗抑郁药和所有的药物一样有它自己的不足点。首先,患者是每日服1次,当焦虑突然发生时来不及服用。假使患者惊恐或焦虑只是1个月1次或更少,那么患者最好是中止服用安定药,而只是当焦虑或惊恐发作时服用。或最好是患者有预兆表明即将出现一个焦虑发作境况时预先服用。虽然抗抑郁药没有成瘾性,假使一个患者服用超过3~4个月或1年以上,必须至少1个月、最好几个月逐渐减量。突然停服会出现撤停反应或"停用效应"。有些患者出现一些极不舒服的症状,最常见的是头晕、流感样症状。短半衰期的抗抑郁药如帕罗西汀、文拉法辛可能比其他抗抑郁药更难以停用,这也是不作为首选的一个原因。

精神病患者用药规则和其他药物一样,开始用不良反应最小而有效的药物,此后必要时改用不良反应较多的其他药物。有些医生选择的程序是间断使用安定药,以后选用一种抗抑郁药物,必要时可以增量;以后可每日使用一种安定药,也可以同时使用一种抗抑郁药,如果效果仍不佳,短期或间断使用一种大安定药。

（二）镇静催眠药物的作用特点

1. 失眠与镇静催眠药的科学关系

随着现代生活压力的增大，很多人出现了未老先衰的表现，那就是失眠，而这部分人大多数是由于其他压力引起，并不是脑病理性改变，例如考试前失眠，这个最常见。还有一些是由于生物钟被打乱引起，如从中国去美国，时差倒不过来。对于这样的情况原则上不主张使用镇静催眠药，可以考虑喝牛奶，睡前多吃饭分流血液，多运动，听催眠曲。实在睡不着就干脆不要睡，自己调节，但是一部分人会很长时间处于失眠状态，这就必须考虑镇静催眠药的帮忙。因为人一夜不睡觉机体就无法得到相应的休息，就会衰老一次，这不是最主要的，主要的是脑细胞会在失眠中死亡一部分，大家都知道脑细胞死亡之后是无法再生的，而且脑细胞又很脆弱，对于缺乏养料等因素的抗性较差。但是镇静催眠药对肝脏的损害确实存在，不过也不是无法修复，因为肝脏在切除60％之后依旧可以再生，可见肝脏的自我修复能力较强。所以，建议持续2天失眠的人一定要使用镇静催眠药缓解燃眉之急，否则极有可能出现交感神经兴奋传导引起的心率过快和高血压等，甚至是猝死。

对于镇静催眠药物的选择有些专业性。例如，无法入睡的考虑安定类药，睡眠时间短易清醒的可以考虑苯巴比妥这些长效镇静催眠药物,难以入睡又睡眠时间短的考虑美拉托宁加长效镇静催眠药,但是这些药的不良反应不得不提:起床后直立性低血压,神情涣散,注意力不集中,心情抑郁,严重的可致中枢抑制等。不过暂时救急还是选择阿普唑仑比较好,但是也要根据相应的情况确定,如是否过敏,是否有其他疾病等。阿普唑仑只要是无脑部疾病的大部分人都可以服用,首次剂量不宜太大。

有部分患者长时间失眠这就属于慢性失眠,首先要考虑的是否有其他疾病,如抑郁症等,这些患者可以做 MRI、脑磁图、脑地形图这 3 个检查来确诊。如果确诊是脑病理性改变则需要对症治疗,解除病因。那些不存在病理性改变的,可以选择地西泮来作为治疗用药,或者是氯美扎酮作为镇静催眠药。首选氯美扎酮,不行再选择地西泮。在服用安定类药物期间,千万不要饮酒和服用有药理反应的药物,如降血压药,心脏病药物,因为这类药物会加剧直立性低血压,引起血压过低,产生休克,或者是中毒。

2. 不能服用镇静催眠药物的人

(1)孕妇:尤其是妊娠的前 3 个月和分娩前 3 个月。因为许多药物可以自由通过胎盘,没有任何一种药物对胎儿的发育是绝对安全的。药物对胎儿的作用可能与在母亲身上的药理作用不同。有的药物对胎儿可能存在迟发不良反应。除非所使用的药物对妊娠期母亲的益处多于对胎儿的危险时才考虑用药。所以,特别提醒怀孕的头 3 个月,应尽可能避免使用任何药物,当然也包括镇静催眠药。

（2）哺乳期妇女：因为药物可以随乳汁进入婴幼儿体内，婴幼儿的神经系统发育尚未完善，而镇静催眠药又以中枢神经系统为主要靶器官，不利于婴幼儿神经系统的正常发育。

（3）儿童：除上述理由，儿童使用镇静催眠药容易成瘾，引起性格改变。

（4）机动车司机、航空和高空作业者：因为镇静催眠药对大脑皮质的抑制作用，可以使大脑对外界环境的应激反应变得迟钝，行为调节能力降低，对小脑的抑制作用可使平衡和协调功能降低，容易发生交通或坠落事故。

（5）嗜酒成瘾的人：酒精对中枢神经系统的作用是先兴奋、后抑制。而酒精对于药物又是很好的溶剂，不但可以促进镇静催眠药物的快速溶解和吸收，而且还减慢其代谢速度，从而使血中的药物浓度增高。药物和酒精的叠加作用可使中枢神经系统受到严重抑制，导致患者昏迷、休克、呼吸衰竭乃至死亡。幽默大师卓别林之死即是一个典型的例子。

（6）严重的神经、肌肉病患者：如颅脑外伤、重症肌无力、格林-巴列综合征、终末期运动神经元病等。因为镇静催眠药可以抑制神经传导，使神经和肌肉功能降低，加重病情，容易诱发呼吸肌麻痹而发生意外。

（7）严重的肝、肾功能不全者：大多数镇静催眠药物在肝脏分解代谢，通过肾脏排泄，当肝、肾功能严重受损时，镇静催眠药的代谢、排出速度减慢，容易在体内蓄积中毒。

（8）严重的肺疾病患者：包括睡眠呼吸暂停综合征、慢性阻塞性肺疾病如肺气肿等。因为镇静催眠药抑制中枢神经系统包括呼吸中枢，可使呼吸变浅，频率变慢甚至骤停，从而加重缺氧和二氧化碳滞留，触发肺水肿，或导致呼吸麻痹、猝死。

（9）心脏、肝脏及肾脏障碍患者：应忌服镇静催眠药，镇静催眠药主要在肝脏转化，由肾脏排除，肝肾疾病患者不宜服用镇静催眠药。

（10）睡眠呼吸障碍者：因为服用镇静催眠药能加深中枢抑制。

（11）年老体弱失眠患者：因为药物白天残留较大，会有头晕和走路不稳等不良反应，可能给年龄大、身体较弱者带来危险。

（12）其他：如闭角型青光眼患者不能用地西泮；如出现剥脱性皮炎、粒细胞减少等患者应当禁用镇静催眠药。

3. 镇静催眠药物的不良反应

镇静催眠药是一种生活方式药，主要是用来改善睡眠，提高生活质量的。吃镇静催眠药的人通常都是因为夜间失眠、难眠或者是睡眠质量差而影响到日常生活与工作的秩序，所以采取了最便捷的方式——镇静催眠药。

（1）影响中枢神经。由于镇静催眠药具有较强的镇静效果，使用后会觉得有昏昏欲睡、肌肉无力、身体协调困难等问题。在使用镇静催眠药前必须了解这个问题，如果在工作上需要十分集中注意力的朋友，就要慎服镇静催眠药了。

（2）在长期慢性使用的过程中，会导致人们无法集中注意力，使记忆力减退，大脑认知能力受到损伤，这是大家都十分关注的问题。所以，可以在服药的过程中进行心理辅导、认知行为治疗、家庭治疗等,尽量降低社会造成的心理压力。

(3)使人容易急躁。长期慢性服用镇静催眠药的人大都在服用镇静催眠药一段时间之后出现急躁异常,例如,曾经有过攻击性行为的人,在服用镇静催眠药之后,就开始出现明显不稳定的情绪,容易出现情绪失控、行为攻击等,或者产生幻觉和快感,最后导致更加严重的失眠,影响生活与工作。

(4)服用镇静催眠药还会导致出现轻微的视物模糊、口干舌燥。有些患者还会出现性欲降低等情况,对镇静催眠药过敏的情况偶尔会发生。在脑部受伤、肺功能损伤或者是饮酒过量之后,这些患者都要慎重地使用镇静催眠药。

(5)产生依赖性。

(6)产生耐药性,服用量加大。

(7)隔天出现头晕、头痛、嗜睡、恍惚等。

(8)突然停药易出现反弹性失眠的戒断症状。

(三)镇静催眠药物的选择

1. 抗失眠药物应用要得当

(1)善待失眠,慎用镇静催眠药

①因心态焦虑引起的失眠。在临床上经常会有这样的

患者,他们经常感到自己有病,但是却什么都检查不出来,这不是器质性病变。生活中有变动的时候,应该首先意识到这个转变将带来的变化,可以预演一下,过程可能是什么样的情况,应该怎样解决,想好对策就不会遇到事情后感到措手不及。当有些事情没有办法预想的时候,就应该采取合理的应急措施,有个积极的态度和良好的心态。

②因更年期综合征引起的失眠。不是每个人都会经历更年期的,有的人平时情绪就很稳定,所以到更年期的时候,就可以安稳地度过。建议女性朋友,平时做好自我心理调整,主动地转移自己的注意力,做一些喜欢做的事情,多锻炼身体。

③因抑郁症引起的失眠。由于抑郁导致失眠而最终自杀的人大约有 15%。抑郁症患者一般都比较内向,他们遇事悲观、自信心差、对生活事件把握性差、过分担心。

④失眠是否都要用镇静催眠药。偶尔失眠是人人皆有的正常生理现象,不需要服药,身体调节机制可以调节过来。其次,调整生活方式也很重要。现代科学发现,晚饭少吃一点,睡前不要太兴奋,临睡前喝杯热牛奶,按时上床,睡前想点高兴的事,这些都有助于睡眠。有些事如果实在放不下,可以听点柔和的音乐,转移一下注意力。另外,白天进行适当的体育运动,可以释放多余的能量,也有助于晚上的睡眠。但是当上述办法无效,并且影响白天的工作效率,可服用没有戒断症状的镇静催眠药物如唑吡坦,暂时改善睡眠。长期失眠应找出病因,尤其是精神性疾病如抑郁症,应请专科医生诊治。

⑤如何正确使用镇静催眠药。目前临床上广泛使用的

镇静催眠类药物是安定类药物,如地西泮、阿普唑仑、氯硝西泮等。这类药物自20世纪70年代起,就作为首选镇静催眠类药物使用。服用安定类药的人也逐年增加。有很多患者每天须依靠这类药物维持睡眠。此类药物起效快,作用强,对于失眠症及焦虑性神经症疗效肯定,同时也可以配合抗精神病药物治疗精神病。但是该药不良反应也较大,如嗜睡、药物依赖、耐药性、戒断症状、记忆损害及一些精神症状。

上述不良反应尤其是药物依赖及戒断症状,使患者难以从根本上摆脱疾病的困扰,直接影响了该类药物的远期疗效。有些患者在突然停药后出现反跳性失眠、抑郁、焦虑、厌食、乏力、全身震颤等。所以,对这类药物应该慎用,最好不要长期连续地服用。有严重失眠症状时,可以短期按需要间歇服用,每周服用1~2次,一旦睡眠改善就逐渐停药。连续用药时间以2周为宜,最好不要超过6周。

医学研究认为,有效且间断的治疗可避免长期使用镇静催眠药引起的依赖性。这不仅在医学上有好处,也符合医学经济的要求。另外,间断用药可减少患者产生心理性依赖,为在不服药的时间进行行为治疗提供了机会,使患者感到不服药与服药都能睡好。按需治疗方案的好处,还在于解决了慢性失眠患者既要反复用药,又要治疗时间尽可能短的难题,同时减少医生和患者对滥用药物和产生药物依赖的顾虑。但按需治疗时要防止操之过急,有的患者为早日摆脱药物,入睡前不服药,结果睡不着,再按平时剂量服药,仍不能入睡。所以,睡眠有好转时应该慢慢减少剂量,不能一下子停药。

⑥镇静催眠药不要滥用。美国研究人员最近通过实验

发现,自然入睡比用药物催眠对人的身体更为有利。因为服用镇静催眠药虽然能使人较快地入睡,但醒来后,人往往会感到迷糊,且注意力通常在短时间内集中不起来。相反,那些使用自然方法帮助自己入睡的人,醒过来之后不仅会感到精神饱满,且对周围环境的反应程度也会有很大的提高。许多失眠患者为了缓解症状,就会服用镇静催眠药,但是长期服用镇静催眠药对身体的危害很大。长期服用镇静催眠药很容易上瘾,会对药物产生依赖性,所以建议大家不要轻易地服用,应该在医生的指导下合理用药。

(2)长期失眠慎用镇静催眠药:镇静催眠药作为一种处方药,适合身体有疾病的失眠患者,医学发达的欧美的神经科专家通过数千次的临床试验证明,失眠药不适合工作压力大、习惯性熬夜导致失眠的人以及随着年龄的增长,大脑的松果体分泌的褪黑素不足引起的失眠的朋友。镇静催眠药帮助解决失眠的机制是,直接抑制大脑神经,使大脑急刹车,处于"假睡"状态。简单地说,就是大脑没有得到充分休息,只是通过药物抑制大脑神经。

(3)顽固性失眠慎用镇静催眠药:治疗顽固性失眠时,一般人都会首选镇静催眠药,因为它能起到最直接的效果。但镇静催眠药物的依赖性和不良反应对人体的损害也相当严重,尤其是对那些长期依靠镇静催眠药的人。

安定类药物小剂量、短时间使用,是治疗失眠症的重要手段之一。镇静催眠药的使用极为广泛,其中有些人与镇静催眠药结下了不解之缘,却不知道长期使用镇静催眠药会出现严重的不良反应。依赖性一旦形成,患者就离不开镇静催眠药了。如果不用药就难以入睡,失眠比用药前更严重,不

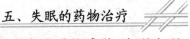

但可因缺药而高度紧张,而且有全身难受的感觉,出现生理、情绪、行为及认知能力方面的综合症状。

(4)顽固性失眠症不能单靠药物:顽固性失眠患者大多长期接受多种药物治疗,包括安眠药、抗抑郁药、抗焦虑药、中药、中成药,甚至抗精神病药。但这些药不但没治好患者的失眠,反而导致病情更复杂、更难治。

目前对顽固性失眠症的治疗现状是,基本上单纯依靠药物来治疗,这绝对是一个误区。其实,不管是中药,还是西药,单凭药物治疗,通常都治不好顽固性失眠症。而且,长期不合理的药物治疗,可导致药物依赖和成瘾,由普通失眠演变成慢性顽固性失眠。因此,对于顽固性失眠,最好的办法是先到医院做一个全面的心理评估,根据心理评估的结果,确定治疗方案。如果是继发性顽固性失眠,在积极治疗原发疾病的同时,应针对失眠症状,进行相应的药物治疗和心理治疗。如果是原发性顽固性失眠症,应以心理治疗为主,如认知行为治疗等,在早期还可同时配合小剂量药物治疗。

2. 有多种疾病慎用抗失眠药物

(1)打鼾合并失眠要慎用镇静催眠药:睡眠打鼾是常见的现象,人们通常将打鼾视为"睡得香"的表现,但实际上这是睡眠过程中上气道气流受阻的信号,是一种病理过程。许多打鼾患者在夜间易反复觉醒,导致睡眠质量进一步恶化,加重白天困倦,严重影响生活和学习。有的人就会寻求镇静催眠药的帮助,但必须强调的是,此类患者应当慎用镇静催眠药或尽量避免使用此类药物。

因为大部分镇静催眠药都有放松肌肉的作用,因此打鼾患者服用后可能会加重肌肉松弛、上气道阻塞,诱发或加重睡眠呼吸暂停及低氧血症,严重者可能出现窒息,恶性心律失常,甚至发生梦中猝死。

打鼾患者睡眠过程中反复发生呼吸暂停,伴随而来的是血氧饱和度的持续下降,但很快患者能再度恢复呼吸或觉醒,这主要依赖于低氧对呼吸中枢的刺激。而镇静催眠药多有抑制呼吸中枢的不良反应,呼吸中枢受抑制导致机体对低氧不敏感,不能及时恢复呼吸,缺氧时间进一步延长,导致严重后果。因此,打鼾患者合并失眠,切不可随意服用镇静催眠药,更不能长期大剂量服用,最好在医生指导下进行针对性治疗。

(2)冠心病患者失眠慎用镇静催眠药

①小剂量、短期有效。镇静催眠药最传统的是安定类药物,其作用机制是通过γ-氨基丁酸的受体发挥作用,也就是增强中枢抑制性神经递质作用,促使人进入睡眠状态;比较新型的改进型镇静催眠药,也都是以增强中枢抑制神经递质作用起效。简单说,就是属于中枢神经抑制药,所以小剂量、短时间使用镇静催眠药是治疗失眠的有效手段,但长期使用会产生各种有害症状。

②长期使用危害大。服用镇静催眠药会产生药物依赖性(心理依赖和躯体依赖)。目前,几乎所有的镇静催眠药物长期使用都会产生耐药性和依赖性,在突然停药时会导致更严重的失眠,因此应严格控制其使用。

镇静催眠药常常有时间滞后的抑制作用,会导致白天嗜睡、乏力、精神萎靡,更为严重的是,患有睡眠性呼吸暂停综合征者约占老年人群的1/4，而镇静催眠药会延长呼吸暂停的时间，以致发生猝死。

镇静催眠药对老年人的另一种不良反应是导致肝肾功能损害，经常使用者可诱发肝脏和肾衰竭。

长期使用镇静催眠药还可使人的记忆力减退，反应减慢，这种情况在老年人使用镇静催眠药时更容易发生。

（3）肺心病患者慎用镇静催眠药：肺心病多由慢性支气管炎、肺气肿等引起。由于肺心病可导致肺通气与换气功能发生障碍，不仅每次吸入体内的氧气减少，而且体内的二氧化碳排出也会减少，造成机体缺氧和二氧化碳潴留，患者对高二氧化碳刺激反应减退，使呼吸中枢处于麻痹状态。此时若是服用安定类镇静催眠药，无疑是雪上加霜。因为安定类药对呼吸中枢具有抑制作用，即使是常人能耐受的小剂量，对肺心病患者来说，也会使处于逐渐衰竭的呼吸中枢更趋衰竭，易引起严重的并发症。因此，患有慢性肺气肿、肺心病的患者，如有烦躁、失眠等症状，也千万不能随便服用地西泮、氯丙嗪等镇静催眠药，以免导致呼吸停止而酿成悲剧。

3. 失眠症不主张用安定类药物

地西泮是一种短效镇静催眠药，小剂量服用具有抗焦虑作用，中等剂量可以催眠，大剂量能够抗癫痫。治疗失眠症，其优点是能缩短入睡潜伏期，减少夜醒次数，依赖性小，停药后反跳现象少；其缺点是维持安睡状态时间短，仅2～4小时就会自动醒来，醒后再次入睡比较困难。因此，不主张用短效镇静催眠药如地西泮片作为治疗失眠症药物，目前主要将其用于抗焦虑。

安定类药物虽然具有确切的镇静作用，但也会抑制中枢神经系统，如抑制呼吸、松弛骨骼肌等，可能加重呼吸困难，诱发心动过缓、血压下降、心力衰竭等。心肺功能不好时，心脏的泵血功能和肺部氧气交换功能降低，所以，上述患者或老年人一旦失眠，对于药物的选择、剂量的使用更要慎重，尤其要谨慎使用安定类镇静催眠药物。长期服用安定类药物者，药物疗效降低后容易产生依赖、成瘾，一次大量服用就会造成昏迷和呼吸停止，酿成严重的不良后果。

当前，临床用于治疗失眠症的药物是非安定类药物，也就是第三代镇静催眠药，代表药物有唑吡坦、左匹克隆、扎来普隆等。该类药物不影响人体的正常睡眠生理结构，在缩短入睡时间、减少夜醒次数、延长睡眠时间和改善醒后感觉等方面均优于地西泮片，可保证服药后安然入睡 6～8 小时，醒来后精神与体力得到恢复，已取代第一代和第二代镇静催眠药而成为治疗失眠症的首选药物。

4. 失眠者应该用镇静催眠药物

（1）担心"吃药上瘾"大可不必：在用药物治疗失眠的过程中，患者常常会有许多疑问和担心。实际上，从临床观察来看，还没有患者因服用镇静催眠药而造成肝肾损害的报道，尽管有些患者反映"吃镇静催眠药后感觉脑子反应慢"，但停药后即可恢复正常。实际上，长期失眠对记忆的损害更大。

对于药物成瘾问题，患者应该正确看待。如果是慢性失眠,可能吃药时间要长一些,如果病情需要甚至可以长期服用,就像高血压、糖尿病等慢性病一样,但长期服药并不等同于依赖或成瘾。其实,只要在专科医生的指导下合理使用,长期服用镇静催眠药也是安全的。

适量用药1年内不会对躯体产生明显损害。现在有很多使用镇静催眠药数十年并没有任何脏器损害的例子。但也不主张过分限制镇静催眠药的使用,尤其是老年人,与其长期饱受失眠的痛苦,不如适当用药提高生活质量,同时避免焦虑、抑郁及长期失眠造成的脑功能损害。

(2)个体化用药,定期随访:在镇静催眠药种类的选择上,绝不是盲目的,医生通常要根据患者的具体情况制订治疗方案。患者的失眠时间和失眠程度,以及对生活的影响等,都是选择镇静催眠药物的参考依据。短期一过性失眠者,可以选择非安定类镇静催眠药或短效药物,如唑吡坦、左匹克隆等,间断或按需服用。入睡困难的患者,可选择起效快、作用时间短的短效镇静催眠药,如唑吡坦、咪达唑仑、三唑仑等。睡眠不深、易觉醒的患者,可选用中效镇静催眠药。早醒患者可选择长效镇静催眠药。

在服用药物治疗期间,对患者应定期随访,短期治疗可1~2周随访1次,慢性失眠需要长期治疗的患者应该每4~8周随访1次。随访过程中,医生会根据患者睡眠情况调整镇静催眠药的用法及用量。

有些人提出交替使用不同种类镇静催眠药,以减少药物成瘾的问题,这种主观愿望也许很好,但是不主张频繁更换镇静催眠药。如果确实疗效不好,要分析是镇静催眠药选择不恰当,还是患者的心理问题没有解决。此外,需要提醒患者,无论是否进行药物治疗,患者首先应建立健康的睡眠习惯,这对治疗失眠很关键。

(3)何时可以服用镇静催眠药:上床前15分钟感到可能睡不好,或次日还有重要的事情要做;上床后30分钟不能入睡;夜间醒后不能再入睡,而且在预定起床时间前5小时;慢性失眠患者,每周有3次以上不能自己入睡时,可以提前服药。

5. 不同失眠症镇静催眠药物的选用

镇静催眠药的使用,目前存在两种极端的态度:一是滥用,长期依靠镇静催眠药睡眠;二是怕用,即便很严重的失眠,也不敢吃一片镇静催眠药。一般短暂性或暂时性失眠不一定需要看病、吃药,但长达2~3周以上的持续性失眠则需要看病吃药。

据统计,长达2~3周以上的持续性失眠大多数伴有神经精神科疾患,其中最常见的是焦虑症和抑郁症,因此镇静催眠药往往要同抗焦虑药和抗抑郁药一起使用,切忌自以为是,以免耽误疾病的诊断。事实上,所有镇静催眠药,都有不良反应,特别是长期使用,会使机体产生耐药性(所需药物的剂量越来越大),即通常所说的药物成瘾,因此不能盲目使用镇静催眠药。但是短期服用适当的镇静催眠药物,可以缓解严重失眠的困扰,有利于恢复正常睡眠。至于如何选择适当的镇静催眠药、何时停服、停药后可能出现的反应和对策等,是需要医生指导的。

失眠与失眠症是有区别的。一般讲,持续1周以上的慢

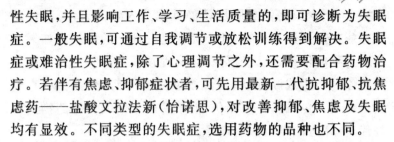

性失眠,并且影响工作、学习、生活质量的,即可诊断为失眠症。一般失眠,可通过自我调节或放松训练得到解决。失眠症或难治性失眠症,除了心理调节之外,还需要配合药物治疗。若伴有焦虑、抑郁症状者,可先用最新一代抗抑郁、抗焦虑药——盐酸文拉法新(怡诺思),对改善抑郁、焦虑及失眠均有显效。不同类型的失眠症,选用药物的品种也不同。

(1)入睡困难者:对入睡困难的失眠患者,要用超短效类药物,这类药物半衰期短,只有 0.5～3 小时,服用后可使患者很快入睡,且第二天起床没有酒醉感,如司可巴比妥、氯硝西泮、三唑仑(酣乐欣、海乐神)、唑吡坦片(思诺思、乐坦)、咪唑安定等。

(2)睡眠质量差、梦多者:对维持睡眠困难、噩梦频频的失眠患者,可选用短效或中效类药物,这类药物半衰期稍长,为 6～8 小时,可加深慢波睡眠并缩短其时间,如艾司唑仑(舒乐安定)、唑吡酮(忆梦反)、劳拉西泮(罗拉)等。

(3)早醒失眠者:对早醒的失眠患者,应采用中效或长效类药物,这类药物半衰期长,为 12～15 小时,可延长总的睡眠时间,如硝西泮(硝基安定)等。

有人认为地西泮作为催眠药不错,其实地西泮起效虽快,但半衰期太长,达 20 小时以上,患者往往第二天醒来昏昏沉沉,所以此药并不适用于催眠,相反用于白天抗焦虑效果比较理想。

应当指出,多数镇静催眠药物都有成瘾性,属于国家管制药品,必须凭医生处方限量使用,所以患者不得擅自购买使用。一般连续服用某种镇静催眠药最好不超过 4 个月,如必须继续使用,应在医生指导下换成别的药物或另类药物。

事实上,不少长期依靠服用镇静催眠药入睡的人,与其说是治疗病症需要这类药物,还不如说是心理上的依赖。如果患者对药物的依赖性已经形成,且病程较长,程度较重,为避免突然停药产生戒断症状,可逐渐递减所服药物的剂量,直到安全停用。也可用作用相仿,但不易产生依赖性的药物进行替代,具体方法则由医生指导。

(四)镇静催眠药物的应用方法

1. 药物治疗失眠两举并重

(1)要根据失眠的具体情况合理选择催眠药,如果是卧床难眠、入睡困难,应服用能快速催眠且维持时间较短的药物;如果是入睡后易醒、难再入眠,可选用维持时间较长的药物。所以,患者一定要向医生说清楚自己的具体情况。

(2)服用的剂量要适度,要能用最小的剂量取得最好的疗效,不可随意加大剂量。

特别要强调的是,如果不改善精神状态,仅靠药物是不够的。治疗顽固性失眠,一是要合理服用催眠药,同时还须去除引发失眠的原因,方能相得益彰,药到病除。

2. 正确服用镇静催眠药

失眠不仅影响夜间睡眠,还会影响白天的生活及工作或学习,甚至引起交通事故等各种事故的发生。当身体存在某种疾病时,失眠也会影响疾病的康复。长期失眠,还易使人产生焦虑、烦躁、抑郁等精神症状。对于失眠,除了失眠者应该改变不良的睡眠环境和养成良好的睡眠习惯,避免睡前做兴奋性的运动和饮用干扰夜眠的饮料(如咖啡、茶)及应用具有兴奋作用的药物外,必要时还得应用镇静催眠药。目前用于治疗失眠的镇静催眠药物多达数十种,国外有40多种,国内也有20多种。任何镇静催眠药物或多或少的都有一定的不良反应,有些长时间使用甚至会出现药物依赖和戒断反应,因此失眠者应对镇静催眠药物有所了解。

(1)镇静催眠药没必要天天服用:镇静催眠药有短效、中效和长效之分,应用时要根据失眠的表现适当选择。

首先,如果只是单纯入睡困难,可选择快速起效的短效药,如唑吡坦。唑吡坦是新一代非安定类催眠镇静药。口服唑吡坦1片(10毫克)可以获得较正常的睡眠。服药15～30分钟后就会入睡,而且不会发生如睡不醒、乏力、无精打采等残留症状。有研究表明,连续用药5周,患者的睡眠结构不受影响,入睡时间缩短,夜间醒觉次数减少,总睡眠时间延长。而且,唑吡坦服2片和服1片都一样,效果并不加倍。

其次,如果是入睡不难,只是醒得太早,则可选用中长效的药物,如硝西泮和氯硝西泮等,让失眠者能得到末端睡眠。

其三,如果是睡眠质量差、夜间易醒,则失眠者可能存在焦虑的情绪,此时可选用中效药物,如苏拉西泮等含抗焦虑成分的镇静催眠药,还可服用长效类的格鲁米特(导眠能)、苯巴比妥、地西泮等,这些药物有利于加深睡眠;易醒、噩梦多的人可用短、中效药物,如艾司唑仑。

不过,上述这些镇静催眠药,服用时间各有要求。一般来说,短期失眠用药 2 周就可以停药。慢性失眠要长期服用。一般 1 周失眠 3 次以上不能入睡的,需天天服药,如果在 3 次以下的,就应该按需服药。因此,镇静催眠药没必要天天吃,是否需要服药得视情况而定。

(2)坚持安全服用三原则:还有不少人对镇静催眠药心存恐惧,长期失眠也不敢用药。医生认为,只要遵循安全的服药原则,吃镇静催眠药是很安全的:第一,一定要选择最适合自己的镇静催眠药;第二,按需服用,以达到睡好觉为目的,而且不影响次日的活动;第三,老年患者,要根据个人情况,以及对镇静催眠药的耐受性,可以小剂量服用,服用以前从未吃过的镇静催眠药更应该先从小剂量开始,甚至可以吃半量。

3. 短暂性失眠的用药

短暂性失眠药物治疗,一般常用药物有非安定类药物、安定类药物、抗抑郁药、中成药等。

目前临床上应用的主要非安定类药物有唑吡坦、佐匹克隆、扎莱普隆。非安定类药物共同特点是快速起效、诱导睡眠作用明显,后遗效应轻,不易成瘾,属于新型的治疗失眠的药物。唑吡坦和佐匹克隆对维持睡眠有一定的作用,较适合于既有入睡困难,又有夜间醒来者。

安定类药物,根据药物在体内的作用时间的长短,分为短效类、中效类和长效类 3 种。

一些抗抑郁药具有一定的镇静作用,当伴有抑郁情绪时,适用本类药物。常用的药物有多塞平、曲唑酮、马普替林(麦普替林)、氯咪帕明、米氮平、文拉法辛等。

(1)用药时注意哪些问题:如果采用药物治疗失眠,应在专科医生的指导下进行。一般地说,这些药物的起效均较快,能快速缓解短暂性失眠。开始时可间隙性使用,连续使用时间不超过1周,在症状改善后即可根据所用的剂量,逐渐减量至停用。不要突然停药,以免出现不适,如难受、头昏眼花、紧张焦虑、失眠加重等症状。

(2)药物会不会产生依赖性:停药后药物的依赖性因药物的不同而不同。抗抑郁药无依赖性。安定类长期使用可出现耐受性和依赖性,但短时间或间隙应用时,一般不会依赖或出现戒断症状。非安定类药物的依赖性相对安定类药物小,短时间使用,更不易出现依赖。

4. 半夜醒来能否追加镇静催眠药

(1)为何吃了药还会半夜醒来:镇静催眠药,就是医学上所称的镇静催眠药。这类药物对失眠的治疗效果因人而异。因此,选对药物非常重要。有些患者服用某种镇静催眠药,初始效果良好,可过一段时间后,效果下降甚至消失。出现这种情况,可能有以下原因。

①合并其他疾病。如抑郁障碍或焦虑障碍,可引起夜间觉醒、早醒、入睡困难等继发性失眠症状;睡眠呼吸暂停低通气综合征,可出现夜间憋醒,呼吸不畅,醒后难以再入睡,入睡后易醒,白天疲劳困倦等症状。

②长期失眠可导致体质下降。如出现内分泌失调、机体

功能受损等,使患者容易罹患各种躯体疾病。紊乱的睡眠更会加重原有的躯体疾病,并互为因果,恶性循环。

③长期服用某种镇静催眠药。尤其是安定类药物(如地西泮),在服药不规范的情况下,可能会对该药形成耐受。

(2)半夜醒来镇静催眠药怎么吃:出现这种情况,应及早去医院专科就诊,重新进行相关测评和检查,以明确病情。如果诊察发现是合并了其他疾病,则须针对其合并的疾病进行综合治疗。如果是出现了药物耐受,则可在医生指导下,换用另一种合适的药物。

追加镇静催眠药这种解决办法只适用于服短效药物(如唑吡坦、扎来普隆)的情况。这是因为,一些长效药(如地西泮)的半衰期较长,如果追加用量,那么早晨很可能因药物尚未在体内代谢完,而起不了床。

即使是短效药,也要注意追加用药的时间。例如,唑吡坦在体内的半衰期为 1.5～4.5 小时,代谢缓慢者需 4.5 小时,药效才会过去。如果患者第二天早上 7 点要起床上班,那么凌晨两点半后,最好不要追加用量,道理同前。

因此,患者出现夜间觉醒,难以再入睡时,如果考虑追加药物,务必向医生询问清楚所服药物的半衰期,看看是否可以追加,适合在什么钟点之前追加。

睡前药物加量:如果原来服用的药物剂量较低,可在睡前服药时加大剂量;如果原来服用的剂量已达到药物的最高安全剂量,则不赞成加药。

加用另一种药物或加用哪一种,何时加用,应在医生指导下进行。

5. 服用镇静催眠药的方法

失眠者常需要镇静催眠药帮助入睡,其中很多人会出现胃灼热的症状,其实,这和错误的服药时间有关。

镇静催眠药有舒张食管括约肌的作用,可引起胃酸反流。服用镇静催眠药之后立即躺下,会使药物粘在食管上,使其不易进入胃中,从而加重胃酸逆流,并损伤食管黏膜。情况轻微者只是吞咽时感到疼痛,严重者可能伤及血管引起出血。因此,最好坐着或站着,用适量温水送服药物,利用药物的自身重力作用快速通过食管。一般药物起效需要10~30分钟,服后不宜立即躺下,先静坐一会儿,让药物彻底下到胃里再平卧。

(1)能够很快催眠,服用后30分钟内一定可以入睡。

(2)不引起睡眠节律改变。

(3)没有宿醉作用,即第二天醒来后服药者无头昏脑涨、昏昏沉沉像喝醉酒一样的感觉,相反应该自觉头脑清醒,精力充沛,工作和学习的效率都提高。

(4)无呼吸抑制作用。

(5)不引起药物依赖,即成瘾。

(6)和其他药物之间不发生相互作用。

6. 镇静催眠药的不适当使用

(1)服用时间不适当:有的失眠者为了睡得好些,一吃过晚餐就早早服用,这其实是反映了对失眠的紧张。用于睡眠的药物,一般最宜在睡前半小时服,这段时间要放下紧张的活动和思考,这样当药物开始起效时就能自然地进入睡眠状态。

(2)选择药物不合适:通常使用的镇静催眠药是安定一类药,这类在药学上称为"抗焦虑",除了睡眠作用外,还有治疗焦虑的效果,当人处于安静状态时会有睡意,但当进行活动时,仍可保持清醒状态,所以不同于传统的镇静催眠药。

(3)不正确减量法:如果失眠情况好转可逐渐减药量,但不可一下子停药,否则,影响效果巩固,甚至会出现反跳现象。因此,减量一定要有一个过程,先可以减少一半,巩固一段时间,再予减少,最后可用 1/4 片维持一个阶段;换用药时,也要有逐渐交替过程。很多失眠者的病情反复是由于减药不当引起的。

7. 失眠患者应交替使用镇静催眠药

一种镇静催眠药服用时间过长,可能会感觉越用效果越差,甚至"失效"。这是因为人体对药物有耐受性,长期服用,身体习惯了这种药物,就会出现"反应迟钝"甚至"反应失灵"。遇到这种情况,应在医生指导下,换用其他镇静催眠药。

按世界卫生组织制定的标准,一般镇静催眠药处方最多不得超过 4 周,然后应当停用 2 周,如果需要再用,则开另外一种镇静催眠药。这样做的目的是为了预防镇静催眠药成瘾或药物依赖。几种药交替服用可减少耐药性。

(1)有些人服用一段时间镇静催眠药后,虽然入睡较为容易,但会出现半夜醒来就再也睡不着的情况,非常苦恼。这和药物耐受性有关,此时可以加服半片到 1 片,但不要超过这个剂量,如果还是睡不着,需更换新的镇静催眠药。

(2)长期使用一种镇静催眠药还容易产生依赖性,一旦停药,会出现头昏脑涨、心烦易怒、失眠加重等现象。所以镇静催眠药最好不要长期、连续使用,失眠症状好转时就应及时停用。新一代的咪唑吡啶类催眠药(如唑吡坦)有导入睡眠和维持睡眠的作用,诱发药物依赖的情况较少,可以替代地西泮等药物,但也不可长期服用。

(3)失眠症状不是很严重的人,服用镇静催眠药最好采取间隔法,服用一两周后停药两天;如果还是睡不着,可以采取中草药配合治疗,尽量把镇静催眠药用量和不良反应减到最低。

(4)在失眠人群中,老年人占多数。老年人对镇静催眠药比较敏感,极易产生耐药性。一旦产生耐药性,很多人会自行加大药量。久服停药后会出现头晕、恶心、肌肉跳动或失眠加重症状。因此,老年人应几种镇静催眠药经常交替使用以减少耐药性。

由于老年人的脑组织较为脆弱,对一些安眠镇静药敏感性增高,如使用巴比妥类镇静催眠药物,由于体内分解缓慢,容易感到困倦或昏睡,但有时也会出现过度兴奋和激动,这是由于兴奋抑制的平衡被破坏所致。因此,老年人服用此类药物时要减量。

8. 失眠患者服用安定类药物须知

目前,在镇静催眠药中安定类药用得最多。迄今合成的此类新产品已达 70 多种,临床上最常用的有地西泮、奥沙西泮(去甲羟安定)、硝西泮、氯硝西泮、氟硝西泮(氟硝安定)、阿普唑仑(三唑安定、甲基三唑安定)、艾司唑仑等。安定药品可以稳定情绪、减轻焦虑和改善睡眠,松弛肌肉,且对心血管、呼吸抑制较少、耐受性好、安全性大,故临床医生喜用,患者也乐意接受。但有时安定类药并非安全,它可引起困倦、疲乏、头晕、肌肉无力,抑制呼吸,血压下降等;极少数可出现谵妄、共济失调。若用量不当,长期服用则会影响人的反应能力,应急能力降低,故驾驶员、外科医生、高空作业者不应服药后去工作。男性长期大量服用安定类药会性欲减退,影响性功能;女性则会引起月经不调,影响排卵,在孕早期会致胎儿、新生儿高胆红血症。凡有青光眼、重症肌无力、严重肺气肿等患者,最好不服用安定类药。

在服用安定药时,必须恪守以下几点原则。

(1)一定要按医生吩咐用药,不要随心所欲;当失眠有改善时适时减药。

(2)服药要与改变生活方式、稳定情绪等心理调整结合起来,不要一边服地西泮,一边喝酒、吸烟,尽享夜生活。

(3)服药从小剂量开始,且不宜长期服用一种药,应与其他镇静剂交替,一般一个半月交替一次为好。

(4)不要与甲基多巴、利舍平等同用。

(5)不要突然停药,亦不要盲目联用多种安眠药。

(6)起床之前最好先坐一会儿。镇静催眠药对人体中枢神经有抑制作用,尤其是老年人,由于体内解药酶活性降低,以及多发脑供血不足,比年轻人更易受到镇静催眠药的影响。再加上夜间光线差,服药后头脑不清醒,更易发生意外。

例如,美国一项研究发现,正在服用唑吡坦的 60 岁以上的老年人,起床后有 58% 走路缓慢,有些跌跌撞撞。

常服镇静催眠药的人平时就要养成习惯,起夜或早上起床时先坐一会儿再下床活动;卧室要少摆放桌椅等障碍物,以免跌倒碰伤;晚上要少喝水,减少起夜次数。

9. 服用镇静催眠药物的注意事项

(1)在使用镇静催眠药或助眠药前,应先寻找导致失眠的原因,针对不同原因而采用不同措施,必须用药时才可用药。

(2)患者很难全面掌握镇静催眠药的使用方法、毒性和不良反应,所以必须在医生指导下使用。大多数镇静催眠药长期连续使用会产生耐受性(即用药时间长了必须增加剂量才能保持同样疗效)和依赖性(不给药物就会出现焦虑、紧张和全身不适等症状),突然停药还可能会导致更严重的失眠,因此应严格控制使用,并在医生指导下调换药物品种。同一种镇静催眠药连续使用不可超过 3～4 周。

(3)儿童、孕妇、哺乳期妇女、年老体弱者等一般不宜用镇静催眠药。

肝肾功能减退者慎用,肝功能严重障碍者禁用,尤其是巴比妥类。有呼吸道阻塞性疾病或睡眠呼吸暂停综合征者禁用。哺乳期妇女及孕妇忌用,尤其是妊娠开始 3 个月及分娩前 3 个月。儿童不宜使用,除了偶尔用于治疗儿童夜惊和梦游症之外,其他情况则一般不用。老年患者也应慎重使用,因为用药之后可能会出现意识模糊。

(4)与其他中枢抑制药物如抗组胺药、镇痛药及乙醇合用,能增强对中枢的抑制作用,使用时需慎重。用药期间最好不要饮酒,否则易出现协同抑制作用而导致严重后果,诸如昏迷、死亡等。

(5)不要单一用药,不能因偶尔失眠或精神焦虑,就服用镇静催眠药,而应该找出失眠的原因,对症下药,祛除病根。确实需要服用镇静催眠药时,不要长期单一用药,应选择2～3种以上药物交替使用。失眠好转后应该立刻停药,这样可以避免药物成瘾。

(6)选用短效类镇静催眠药,可服用安神镇静的中药,如酸枣仁、夜交藤等,不要服用甲喹酮(安眠酮)和苯巴比妥等长效类镇静催眠药

(7)成瘾者要科学撤药,如果服用镇静催眠药已经成瘾,应在医生指导下采用递减药量撤药法和轮换替代撤药法逐步停药,绝不可以突然停药,以防发生意外。

(8)镇静催眠药不能长期服用,一种镇静催眠药,一般不应连服4周以上。4周后应当停用2周。如果需要再用,应换另外一种镇静催眠药,以预防镇静催眠药的成瘾或药物依赖。

镇静催眠药是处方药,对于长期失眠者来说,镇静催眠药应该在医生的指导下服用。如果失眠患者自己随意到药店购买或擅自更改医生的处方增大药量,则会出现头昏、嗜睡、注意力下降、记忆减退等现象,对于肝、肾、心脏病和睡眠呼吸暂停、哮喘患者,服用镇静催眠药还可能造成更大的危险。

有关专家诊治过不少长期失眠的患者,实际上许多是抑

郁症,但患者嫌转诊到精神病院"名声不好听"而不肯去,结果就在门诊拿大量的镇静催眠药,一吃就是几年、十几年,最终形成药物依赖,不得不住进精神病院"戒毒"。还有些患者不愿承认自己有抑郁症,长期自己吃镇静催眠药,最终因抑郁症状加重而自杀死亡。另外,有些患者明明知道自己是抑郁症,但看到抗抑郁药说明书上写着不少不良反应,就认为药物不好不如不吃,结果症状恶化导致自杀死亡。作为医生,面对这样的患者,我们痛心万分,能治的病偏不治,结果以悲惨的结局告终,真是太可惜了!

镇静催眠药不是解决长期失眠的好办法,而解决失眠的最好办法,就是查清病因,对症下药。

总之,失眠者要在医生指导下服药,按需服药有利于治疗失眠。但治疗失眠不能只靠药物,并非所有人都必须长期服用。

(9)要想治疗失眠,先减镇静催眠药,镇静催眠药的服用一定要慎重,最好不用。治疗精神病的专科医生对失眠者治疗的第一步,就是设法把他们已形成依赖的镇静催眠药用量减下来。服镇静催眠药一旦成瘾,心、肝、肾等多个器官都会受到严重损害。

镇静催眠药在我国是处方药,药店不能销售。应像戒烟一样,在医院里贴出这样的提示:"镇静催眠药有害健康"。

有些人要求服镇静催眠药,主要是躺下老睡不着而心里十分烦躁难忍。对于这种人,要解决的与其说是睡眠问题,不如说是烦躁不安的问题。因此,这种人以服用抗焦虑药为宜,如地西泮、艾司唑仑等。

服了药以后,不要幻想"药到病除",尤其是不要过分关注和等待药物何时显效,否则会越关注,效果越差。服药后也还是要"先睡心,后睡眠"。事实上,失眠而没有烦躁的人很少找医生,往往也不愿意服药,他们尽管躺下很久不能入睡,却并不感到苦恼。

不要长期使用镇静催眠药。只要阻断了恶性循环,睡眠改善了,即停止使用,不然易引起机体耐药性和依赖性。还要注意用药量个体化。每个人服药量就像饭量一样有大小。太少了不起作用,量大会引起不良反应。为了避免不良反应,尽量不要单一用药,应选择几种镇静催眠药交替使用,以减少依赖性甚至成瘾性。

服用镇静催眠药最好有间隔时间,也就是吃1周或3~4天就停药1~2天,这样既可以把不良反应减到最低限度,又可以使药效保持在可能的最高水平。服药时间较久的人如果感到服药和不服药睡眠差别不大,就应该坚决停药,如果怕停药会带来严重不适,可以找医生改用其他治疗方法。

服药超过半年且半年中不服药的日子加起来不到1个月,应该说是不恰当的,也往往说明有可能已经产生了药物依赖。镇静催眠药依赖是比失眠更为严重而麻烦的问题,所以,服用镇静催眠药的人都要注意防止药物依赖,检查是不是已有药物依赖的方法,是看服药者能不能自动停药,如果能够自动停药3天而且没有严重不适感,就可以说还没有产生药物依赖。

（五）镇静催眠药的依赖性

1. 过度服用镇静催眠药会有强大的依赖性

镇静催眠药适用于精神抑郁性焦虑、紧张、不安、失眠等症，对抗惊厥和对顽固性癫痫抑制作用很显著。长期应用可成瘾，突然停药，常可出现戒断症状，如睡眠浅，噩梦多。适当服用镇静催眠药是解决失眠问题的成功方法之一，但一定要遵医嘱，不可滥用、过分依赖镇静催眠药，一旦成瘾，为了抗失眠就要逐渐加大剂量，导致依赖性越来越强，病情也越来越重，也就是说，假如某一天你想停了药，你可能会没有一丝的睡意，成为一个严重失眠患者。

2. 过度依赖镇静催眠药更易失眠

对于失眠患者，在他们停用镇静催眠药后所出现的再次失眠情况就属于戒断症状。这种再次失眠的情况又被称为反跳性失眠，是服用镇静催眠药患者最常见的停药反应。当然，并非每位镇静催眠药使用者都会再次失眠，这种晚上会失眠的情况在服用短效药物后停药的患者中最为常见，且往往发生在高剂量用药情况下。专家指出，过度依赖镇静催眠药更易失眠，镇静催眠药是一种能对大脑皮质和中枢神经起到抑制作用的镇静型药物。只有少量服用这种药物才可起到催眠作用。

但是,在服药过程中也有些问题需要注意,这类药都有一定的成瘾性,即长久服用后患者对其会有一种依赖性,停用以后可引起一些特殊的症状,即戒断症状,这又被称之为药物依赖性。这种依赖可表现为精神依赖和躯体依赖,躯体依赖是指重复多次的给同一种药物,使患者的中枢神经系统发生了某种生理或生化方面的变化,致使对某种药物成瘾,也就是说,需要某种药物持续存在于体内,否则药瘾大发会产生戒断症状。

3. 镇静催眠药有了依赖性越用越不灵

失眠患者服药后,药物进入血液及作用部位,在一定的药物浓度下发挥催眠作用,但是这些药物在肝药酶的作用下发生分解被破坏,它的作用就消失了。如果因长期工作压力大、习惯性熬夜导致失眠和年龄的增长,大脑分泌褪黑素减少致失眠的患者经常服用镇静催眠药,这些药物就会促使肝药酶产生增多,即出现医学上所谓的"诱导现象",镇静催眠药就成了肝药酶的"诱导剂"。失眠患者逐渐对镇静催眠药产生依赖性,剂量不断增加,镇静催眠药的效果越来越差。随着剂量的增加,每天醒后,出现头沉头痛,感觉浑身没劲,工作时反应迟钝、精神不集中,晚上易做噩梦。

为什么常服催眠药会越用越不灵呢?原因是这些药物在体内会受到肝脏中药物代谢酶的作用。患者服药后,催眠药进入血液及作用部位,在一定的药物浓度下发挥催眠作用;然后这些药物在肝药酶的作用下发生分解被破坏,它的作用就消失了。如果患者经常服用某种催眠药,就会促使肝药酶产生增多,即出现医学上所谓的"诱导现象",催眠药就成了肝药酶的"诱导剂"。血液中更多的催眠药将会受到酶的破坏,体内药物浓度降低,与当初一样的药量就达不到当初的催眠效果。患者只有增加药物剂量才能达到治疗失眠的效果,这就是连续用药后产生的"耐受性"。

滥用镇静催眠药是一个极为严重的社会问题。当今社会生活节奏日益加快,社会竞争日趋激烈,生存压力悄然而至,各种烦恼应运而生,使得失眠的人越来越多。在有睡眠障碍的人群中,许多人的做法是自己吃镇静催眠药而不去找医生,或者是一睡不好觉就依赖吃镇静催眠药,国内甚至有不少报道中小学生服镇静催眠药上瘾的。为了避免催眠药越用越不催眠,药物剂量越服越大的现象,在使用时应当注意以下问题。

(1)不要轻易使用镇静催眠药:小剂量、短期服用镇静催眠药是治疗失眠的有效方法之一,但不要把它当成是治疗失眠的唯一方法。自己是否真的是失眠,一定要找专科医生确诊。对于受过某种打击而患神经衰弱者,则应进行心理治疗,不要依赖镇静催眠药。轻、中度失眠者应通过生活调节来消除失眠,如精神乐观、按时作息、适当运动、睡前泡泡脚、不加餐、不喝茶、改善睡眠环境等。重度失眠者应当住院治疗。

(2)按量服药:患者应遵医嘱按量服药,杜绝药量越用越大,以免造成慢性中毒。

(3)对症选药:对入睡困难,躺在床上翻来覆去睡不着的患者应选用起效快、消除快、无蓄积作用的短效类药物。有些患者入睡较快,但睡得不香,夜间易醒和次晨早醒,则应选用中效类镇静催眠药。夜间失眠白天伴焦虑的人可选用长效安眠镇静药。

(4)交替服药:患者应当选用几种镇静催眠药交替服用,以免产生耐药性和药物蓄积中毒。

(5)避免长期用药:长期服用催眠药物可产生耐受性和成瘾性。

(6)不能突然停药:久服镇静催眠药后突然停用容易出现戒断症状,应当逐渐减量。

(7)慎用和禁用:服用镇静催眠药期间不宜饮酒或服用中枢神经抑制药物,否则会导致中枢神经抑制加重,甚至引起死亡。年老体弱,心、肺、肝功能减退者慎用,儿童、孕妇和哺乳期的妇女禁用。

已经对镇静催眠药产生依赖性的患者也不必过分恐惧和紧张。镇静催眠药毕竟不是毒品,停药后的戒断效应也远没有毒品那么严重。这种戒断效应通常要持续1周,长者不过2~3周。每天服用地西泮超过40毫克者,应在6~8周内逐渐减少服用剂量,以减轻戒断症状,摆脱滥用成瘾所带来的烦恼。如果服用三唑仑、硝西泮等速效、短效类安定药的成瘾者,可以先换成氯氮䓬等长效类药物,开始给足量,以后递减,在3周或稍长的时间内脱瘾。

4. 服用镇静催眠药会上瘾吗

大多数镇静催眠药都是安全的,没有成瘾性而有依赖性。目前为了解决镇静催眠药的依赖性问题,世界卫生组织规定,使用任何一种镇静催眠药,医生处方最好不要超过4周。临床一般推荐使用同一种镇静催眠药连续服用不超过2~4周。所以,只要合理使用镇静催眠药,定期(2~4周)更换镇静催眠药,就可以避免依赖性。另外,镇静催眠药的常见不良反应有头晕、困倦、注意力不集中、走路不稳等,这些症状医生称之为"宿醉反应",也就是说,像夜里喝了酒第二天没醒过来一样。遇到这种情况,患者应在医生指导下降低药物剂量或改用别的药物即可。

六、失眠的中医中药治疗

1. 中医对失眠原因的认识

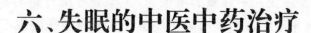

(1)胃肠不适:睡眠时要有充足的血液流向心和脑,我们才会得到一个好的睡眠质量。如果睡前胃内的食物没有消化完,就会导致很多血液仍聚集在肠胃帮助消化,而减少供应心或脑的血液量,于是睡眠不好产生了。中医说"胃不和,则卧不安",讲的就是这个道理。

(2)压力大,情绪紧张:心里想着事情的时候,无论是喜、怒、悲、思、恐中的哪一种,都说明我们的五脏六腑还在被强迫着"加班"中,即使某些脏器已经很疲累了,也不能独自休息,于是睡不好产生了。

(3)精血不足:中医学认为,体内所有的物质分为阴和阳两大类,阳类意味着运动的、兴奋的、温热的,阴类主要是静止的、镇静的、寒凉的。白天属于阳气的天地,体内的阳气随之旺盛,所以我们不会困倦;夜晚属于阴气的天地,体内的精血这类属阴的物质会震慑阳气,阳气被强行压住,我们会睡眠。如果体内的精血不足,到了夜晚不足以震慑阳气,就会睡眠不佳。

2. 失眠的中医分型

(1)肝郁化火:多由恼怒烦闷而生,表现为少寐,急躁易怒,目赤口苦,大便干结,舌红苔黄,脉弦而数。

(2)痰热内扰:常由饮食不节,暴饮暴食,恣食肥甘生冷;或嗜酒成癖,导致肠胃受热,痰热上扰,表现为不寐、头重、胸闷、心烦、嗳气、吞酸、不思饮食,苔黄腻,脉滑数。

(3)阴虚火旺:多因身体虚精亏,纵欲过度,遗精,使肾阴耗竭,心火独亢,表现为心烦不寐,五心烦热,耳鸣健忘,舌红,脉细数。

(4)心脾两虚:由于年迈体虚,劳心伤神或久病大病之后,引起气虚血亏,表现为多梦易醒,头晕目眩,神疲乏力,面黄色少华,舌淡苔薄,脉细弱。

(5)心胆气虚:由于突然受惊,或耳闻巨响,目睹异物,或涉险临危,表现为噩梦惊扰,夜寐易醒,胆怯心悸,遇事易惊,舌淡,脉细弦。

3. 不同失眠的治疗原则

从治疗原则来讲,对神经衰弱性失眠,宜疏肝解郁、益气养阴、宁心安神。

对焦虑性失眠,宜疏肝解郁、健脾养心、重镇安神。

对更年期综合征性失眠,宜疏肝行气、补肾养肝、养心安神。

对脑动脉硬化性失眠,宜补肾养肝、活血通脉、养心安神。

对病态窦房结综合征性失眠,宜温肾强心、活血化瘀、补虚安神。

对胃病性失眠,宜疏肝和胃、消食导滞、宁心安神。

4. 失眠的中医辨证治疗

(1)辨脏腑:失眠的主要病位在心,由于心神失养或不安,神不守舍而失眠,但与肝、胆、脾、胃、肾的阴阳气血失调相关。如急躁易怒而失眠,多为肝火内扰;遇事易惊,多梦易醒,多为心胆气虚;面色少华,肢倦神疲而失眠,多为脾虚不运,心神失养;嗳腐吞酸,脘腹胀满而失眠,多为胃腑宿食,心神被扰;胸闷,头重目眩,多为痰热内扰心神;心烦心悸,头晕健忘而失眠,多为阴虚火旺,心肾不交,心神不安等。

(2)辨虚实:失眠虚证,多属阴血不足,心失所养,临床特点为体质瘦弱,面色无华,神疲懒言,心悸健忘,多因脾失运化,肝失藏血,肾失藏精所致。实证为火盛扰心,临床特点为心烦易怒,口苦咽干,便秘溲赤,多因心火亢盛或肝郁化火所致。

(3)治疗原则:在补虚泻实,调整脏腑气血阴阳的基础上辅以安神定志是本病的基本治疗方法。实证宜泻其有余,如疏肝解郁,降火涤痰,消导和中;虚证宜补其不足,如益气养血,健脾、补肝、益肾。实证日久,气血耗伤,亦可转为虚证,虚实夹杂者,治宜攻补兼施。

安神定志法的使用要结合临床,分别选用养血安神、镇惊安神、清心安神等具体治法,并注意配合精神治疗,以消除紧张焦虑,保持精神舒畅。

5. 失眠辨证和治疗的三要点

失眠的病因病机主要有虚实两方面。实者为七情内伤、肝失条达、饮食失节、痰热上扰;虚者为心肾不交、水火不济、劳倦过度、心脾两虚。

(1)辨证三要点

一辨轻重:不寐的病症轻重,与其病因、病程长短有关。要通过不同的临床表现加以辨别。轻证为少眠或不眠,重者彻夜不眠。轻者数日即安,重者成年累月不解,苦于入睡困难。

二辨虚实:不寐的病性有虚实之分。虚证属阴血不足,心脑失其所养,表现为体质瘦弱、面色无华、神疲懒言、心悸健忘,多因脾失化源、肝失藏血、肾失藏精、脑海空虚所致。实证为火盛扰心或瘀血阻滞,表现为心烦易怒、口苦咽干、便秘溲赤、胸闷且痛,多由心火亢盛、肝郁化火、痰火郁滞、气血阻滞所致。

三辨脏腑:不寐的主要病位在心脑。由于心神被扰或心神失养、神不守舍而致不寐;亦可因肾精亏虚、脑海失滋、神不守持而致失眠。同时,其他脏腑如肝、胆、脾、胃、肾的阴阳气血失调,也可扰动心脑之神而致不寐。如急躁易怒而不寐者,多为肝火内扰;入睡后易惊醒者,多为心胆虚怯;面色少华,肢倦神疲而不寐者,多为脾虚不运,心神失养。

(2)治疗三要点

一是调整脏腑阴阳气血:不寐主要因脏腑阴阳失调、气血失和,以致心神不宁所致。因而首先应从本而治,着重调治所病脏腑及其气血阴阳,以"补其不足、泻其有余、调其虚实"为总则,应用补益心脾、滋阴降火、交通心肾、疏肝养血、益气镇惊、化痰清热、和胃化滞、活血通络等法,由此使气血和调、阴阳平衡、脏腑功能恢复正常,心神守舍,则不寐可愈。

二是安神定志为基本:不寐的病机关键在于心神不安,因而安神定志为其基本治法。其中主要有养血安神、清心安神、育阴安神、益气安神、镇肝安神、补脑安神等不同治法。

三是首选精神疗法:情志不舒或精神紧张、过度焦虑等精神症状是导致不寐的常见因素,因而消除顾虑及紧张情绪,保持精神舒畅,是治疗不寐的重要方法之一,每每可取到药物所难以达到的疗效。

不寐症的预防至关重要。由于该病属于心脑神志的病变,故应注意精神方面的调摄,做到喜怒有节,心境平和。要避免脑力劳动过度和精神高度紧张、情绪过激。需要提醒的是,晚餐不宜过饱,少吃油煎厚味及难以消化的食物,睡前不应饮用咖啡、浓茶等具有兴奋和刺激性的饮料。

中医学认为,"眠、食二者为养生要务"。人们常见的一些食物或药物均具有补心益脾、养血安神之功效,可有效促进睡眠。如百合、桂圆、莲子、蜂蜜、小麦、银耳、枸杞子、桑

葚、灵芝和西洋参等,睡前服用或泡水饮用,可帮助失眠者寻
回"好梦"。

6. 睡眠障碍中医对证治疗

(1)老做噩梦,睡不踏实:从中医理论上讲,这类人属于
营气不足型。睡觉时整晚都似睡非睡,白天精神不振,健忘,
注意力不集中,有时还会出现心慌。在治疗上,主要以养血
安神为主,可服用安神定志丸、参松养心胶囊等中成药,多吃
些补血的食物,如大枣、阿胶等。也可试试百麦安神饮,做法
为取小麦、百合、莲子肉、大枣适量,一起炖服。连炖两次,取
汁,随时都能喝。

(2)入睡困难:这类人属于肝郁气滞型,有时胸胁会有胀
痛感。在治疗上主要以疏肝解郁为主,多吃小米、牛奶、牡蛎
肉、桂圆等食物。还要注意调养精神,消除顾虑及紧张情绪。
另外,睡前最好用热水泡泡脚。

(3)醒得早,迷迷糊糊到天亮,常伴有咽干、口干、长痤
疮、盗汗的症状。这类人属于营血蕴热型,可以按摩内关(三
个手指压住手腕,最里面的中心点)、神门(腕关节手掌侧,尺
侧腕屈肌腱的桡侧凹陷处)、后溪(第五掌指关节尺侧后方)
等穴位;平时多吃藕、槐花、绿豆、薏苡仁、冰糖柚等,用生地
黄和冰糖泡水代茶饮也有很好的效果。

(4)时睡时醒:这类人属于脾胃失和型。夜间睡不安稳,
同时感到口腻、口淡,有厌食,大便不成形等症状。治疗原则
主要以和胃健脾安神为主。生活中,可以常吃小米莲子百合

粥,做法是,将小米、莲子、百合用适量的水熬成粥食用,熬出来的粥口感清淡、香甜,又能养心安神,是睡眠不好的调养佳品。

(5)整晚睡不着:这类人属于心肝火旺型。多由恼怒烦闷而生,以更年期女性多见。表现急躁易怒,目赤口苦,大便干结,舌红苔黄。治疗原则主要以清热泻火为主。针对神经衰弱、心悸、失眠、多梦、黑眼圈的女性,可以服食酸枣仁粥。做法为:将酸枣仁 50 克捣碎后取汁,用粳米 100 克加药汁煮成粥,每晚睡前食用,可养心、安神、敛汗,也可以用玫瑰泡水喝。

7. 失眠有虚实,治理方法各不同

失眠可粗略分为虚、实两大类。

(1)实证的失眠:病程较短,症状表现在失眠的同时,可见性情急躁易怒,目赤口苦,痰多心烦,胸闷,恶心,嗳气吞酸,不思饮食,腹痛胁痛,小便黄赤,舌苔黄,脉弦。治疗上可用清肝泄热、化痰宁神方法。

中药方可用:加味龙胆泻肝汤(木通、黄芪、栀子、泽泻、龙胆草、柴胡、当归、车前子、甘草、生地黄、酸枣仁、龙齿、磁石);加味温胆汤(半夏、茯苓、竹茹、酸枣仁、陈皮、甘草、枳壳、大枣、生姜、黄连、合欢等);清火涤痰汤(黄连、生姜、茯神、麦冬、丹参、僵蚕、橘仁、菊花、杏仁、栀子)。

(2)虚证的失眠:病程较长,症状上在失眠的同时,可出现健忘、多梦、易醒、心悸、神疲、肢倦,面色少华,五心烦热,咽干少津,盗汗,腰膝酸软,舌红少苔,脉细等。治疗上可用滋阴降火、健脾养心、安神定志的方法。

中药方可用:加味黄连阿胶汤(黄连、黄芪、阿胶、鸡子黄、百合、酸枣仁);加味归脾汤(党参、黄芪、白术、茯神、木香、当归、生姜、大枣、炙甘草、酸枣仁、桂圆肉、合欢皮、龙骨、牡蛎);加味安神定志汤(茯苓、茯神、党参、龙齿、石菖蒲、珍珠母、琥珀末)。

8. 治疗失眠重在调气血

(1)营气不足型:这类人常常睡眠不安,通宵似睡非睡,常有噩梦,白天精神不振,健忘,注意力不集中,可伴心慌等症。在治疗上,主要以益精养血安神为主,可服用安神定志丸、参松养心胶囊等中成药,饮食上多吃一些补血的东西,如大枣、阿胶等。

(2)肝郁气滞型:临床症状表现为入睡困难,夜晚卧床,辗转难眠,日间精神抑郁,胸胁胀痛,痛无定处,脘闷腹胀,嗳气频作等症。此类人在治疗上主要是疏肝解郁安神,还要注意调养精神,消除顾虑及紧张情绪。

(3)营血蕴热型:这类人表现为早醒,醒后再迷迷糊糊至天亮,常伴有咽干少津,五心烦热,面颊有痤疮盗汗,或有手足震颤等症。治疗原则是清营凉血宁神。可以按摩内关、神门、四神聪、后溪等穴位。

(4)脾胃失和型:夜间睡不安稳,时睡时醒,多梦,同时感到口腻、口淡,有厌食,胃脘不适,大便不成形等症。治疗原则主要是和胃健脾安神。

（5）心肝火旺型：这类人常彻夜不眠，兼见头胀、目赤、口干苦、心烦易急躁、大便干结、小便红赤等症。治疗原则主要是清热泻火安神。

总之，治疗失眠病症要注重辨证论治，可用中药、针灸，以及食疗等方式。

9. 中药安息汤有效治疗失眠

失眠病机非常复杂，"原发失眠"的病机及其构成的证候，常以阴虚为主，精虚次之，阳虚又次之，而气机不畅、真假寒热夹杂则是罕见病机和由此构成各种真假寒热夹杂证候。失眠可触及五脏六腑、诸多经络，但是，多构成以肝、心病变为主的病证，肾、脾、肺病变为主的病证也较罕见，当然触及奇恒之腑"脑"。

（1）中心方药

安息汤：酸枣仁、五味子、延胡索、当归（或丹参）、僵蚕、琥珀粉（分冲）。瘀血寒证时用当归，气虚、阳虚、血虚时用当归；瘀血热证时用丹参，阴虚时用丹参。方中酸枣仁甘平为君药，五味子酸温为臣药，功用养肝宁心，安息；延胡索辛温，为臣药，功用活血行气，止痛安神；当归甘辛温，为佐药，功用活血调经、止痛安神。以上4味药既能缩短入眠时间，又能延伸睡眠时间。丹参苦微寒，为佐药，功用活血调经、止痛安神，可使人思睡；僵蚕辛咸平，为佐药，功用化痰息风、止痉安神；琥珀粉甘平为佐药，功用镇惊安神、散瘀止血、利水明目。全方总体性平,安息作用分明,切中失眠患者的中心病机。

(2)随证方药

①肝阴虚证。次要临床表现为头面烘热,头痛眩晕,心烦易怒,失眠多梦,耳鸣,舌红瘦,脉弦细数。治以滋阴养肝安魂。入眠难者"安息汤"加"潜镇养肝阴催眠方"(生牡蛎、枸杞子、夜交藤);睡眠时间过短者"安息汤"加"潜镇养肝阴安息方"(生牡蛎、天麻、女贞子)。

②肝火郁热证。次要临床表现为头面烘热,头痛眩晕,着急、坐卧不安,易惊,耳鸣,舌红,脉弦数。治以清肝泻火散郁。入眠难者"安息汤"加"养肝阴潜阳催眠方"(石决明、白菊花、白芍、牡丹皮);睡眠时间过短者"安息汤"加"养肝阴潜阳安息方"(生牡蛎、天麻、生栀子、淡豆豉、三颗针、银柴胡)。

③肝血虚证。次要临床表现为疲劳,失眠,多梦,易惊,身热,焦躁,肢体麻痹,舌粉红,脉细或细弱。治以养血清热,安神除烦。入眠难者"安息汤"加"潜镇养肝血催眠方"(生牡蛎、枸杞子、生地黄);睡眠时间过短者"安息汤"加"潜镇养肝血安息方"(生牡蛎、女贞子、阿胶)。

④肝气虚证。次要临床表现为失眠,多梦,容易悲伤、恐惧,目昏,两胁拘急,面色青,爪甲枯,舌淡黯,苔白,脉弦细。治以补肝气,安神魂。入眠难者"安息汤"加"补肝气催眠方"(龙骨、枸杞子、天麻);睡眠时间过短者"安息汤"加"补肝气安息方"(天麻、柏子仁、细辛)。

⑤肝郁证。次要临床表现为肉体恍惚,悲忧善哭,时时

欠伸,神倦食少,心悸不寐,舌淡无华,脉虚软。治以解郁安神。入眠难者"安息汤"加"潜镇解郁催眠方"(生牡蛎、制鳖甲、佛手、石菖蒲);睡眠时间过短者"安息汤"加"潜镇解郁安息方"(牡蛎、紫贝齿、天麻、牡丹皮)。

⑥心阴虚证。次要临床表现为焦躁,失眠,盗汗,舌红干而少苔,脉细数或濡数。治以滋阴养心。入眠难者"安息汤"加"养心阴催眠方"(柏子仁、白芍、牡丹皮);睡眠时间过短者"安息汤"加"养心阴安息方"(天麻、女贞子、夜交藤、黄连、侧柏叶)。

10. 中药方剂治疗失眠

(1)归脾汤:对于入睡困难、多梦易醒、醒后不能再次入睡,以及伴有心悸健忘、面色萎黄、神疲食少、头晕、肢体困乏、腹胀、大便不爽,舌淡苔薄白等症状的失眠患者,可以服用"归脾汤"进行治疗。其基本方为:太子参15克,白术15克,黄芪12克,当归12克,远志12克,茯苓15克,酸枣仁15克,生龙骨30克,生牡蛎30克,枳壳9克,生大黄3克,甘草3克。

(2)交泰丸:由于经常饮酒、嗜食肥甘厚味之品,出现心烦焦虑、难于入眠、心悸多梦、烦渴欲饮、大便不爽或干结,舌红苔少或黄腻等症状的失眠患者,可以用"交泰丸"治疗。其基本方为:黄连6克,肉桂3克,川芎6克,知母12克,生龙骨30克,生牡蛎30克,酸枣仁15克,柏子仁30克,生地黄15克,当归12克,陈皮12克,生大黄3克,甘草6克。

（3）丹栀逍遥散：因各种琐事烦劳而引起的情志不遂、易怒、口干口苦、大便干、小便黄，舌红苔黄，情绪不稳则失眠加重等症状者，可用"丹栀逍遥散"治疗。其基本方为：牡丹皮12克，栀子12克，柴胡12克，白芍15克，白术12克，当归12克，茯苓、茯神各15克，生龙骨30克，生牡蛎30克，夜交藤15克，合欢皮12克，郁金12克，生大黄3克，甘草3克。

一般情况下，中药治疗失眠需要用药1～2周，病情严重的要适当延长。一副药煎1次，分早、中、晚3次服用，每次150毫升。食欲正常者在饭前半小时服用，食欲不佳者则宜在饭后半小时服用。对于服用汤剂不方便的患者，还可根据病情选用百乐眠、乌灵胶囊、刺五加脑灵液等中成药口服。

11. 治疗失眠的常规中成药

（1）养血安神丸：由首乌藤、鸡血藤、熟地黄、生地黄、合欢皮、墨旱莲、仙鹤草等组成。功效滋阴养血、宁心安神。用于阴虚血亏，虚火上扰之失眠。有丸、片、糖浆等可供选用，浓缩丸每次6克，片剂每次5片，每日3次，温开水冲服。

（2）枣仁安神颗粒剂：每次5克，开水冲服，每日1次，于临睡前服。尤宜于失眠兼有头晕多梦的患者。但由于本品含蔗糖，故糖尿病患者禁止服用。

（3）人参健脾丸：口服，每次2丸，每日2次。具有健脾益气，消食和胃的功效。适用于失眠兼有胃部不舒服，不想吃东西的患者服用。若属热泻、湿泻者不宜服用。

(4)六味地黄丸:口服,每次 9 克,每日 2 次。能滋阴补肾,兼益肝阴。适合于失眠兼头晕腰酸的患者服用。感冒者忌用。

(5)知柏地黄丸:由知母、黄柏、熟地黄、山茱萸、牡丹皮、山药、茯苓、泽泻等组成。功效滋阴降火。用于心肾阴虚、虚火上扰之失眠。剂型有丸、片等,选用小蜜丸每次 9 克,浓缩丸每次 10 粒,每日 2 次,口服。

(6)脑乐静糖浆:口服,成人每次 30 毫升,儿童 3～7 岁服成人量的 1/3,7 岁以上服成人量的 1/2,每日 3 次。具有养心安神,和中缓急的功用。适用于失眠兼有精神忧郁、烦躁不安的患者服用。糖尿病患者禁用。

(7)人参归脾丸:口服,蜜丸每次 9 克,水蜜丸每次 6 克,每日 3 次,用温开水或生姜汤送服。可益气健脾,养血安神。更适用于失眠兼有食少乏力,面色萎黄的患者服用。服药期间,要注意休息,避免过于劳累和过虑思考。

(8)天王补心丹:适用于阴虚血少明显的失眠。因为心血被火消耗掉了,所以人不仅失眠,健忘,心里一阵阵发慌,且手足心发热,舌头红,舌尖生疮,这个药补的作用更大一些。

(9)同仁柏子养心丸:既然是养心,补的成分就多一些,患者体虚明显,失眠健忘且有气虚的表现。这种人稍微运动就会感到心慌,有点响声就被吓一跳,常说的"一惊一乍"的,胆小,实际是心虚,所以药里用了黄芪补气。

(10)朱砂安神丸:这是李东垣的方子,同样是治疗失眠多梦,药里有祛心火的黄连。这种失眠的人心里觉得很烦,甚至有点心神不宁、坐立不安的,还可能有精神抑郁,这个时候吃朱砂安神丸就比天王补心丸合适,既能清热又能用朱砂这种矿物类药物重镇一下浮越的心神。

(11)安神补心丸(胶囊):凡是入睡困难或多梦易醒的失眠者,如果还伴有心悸、心烦、咽干口燥、盗汗、耳鸣、头晕,就适合吃这个药。

(12)牛黄清心丸:这种失眠是心火旺盛引起的,除了失眠还有头昏沉、心烦、大便干,舌质红,热象比较突出的失眠者可以选择。

(13)加味逍遥丸:治疗因为紧张、生气导致的失眠更合适,可以起到疏肝解郁、改善睡眠的作用。

(14)心肝宝或金水宝胶囊:两药均系冬虫夏草的有效成分制剂,能补肺益肾,有调血脂、抗动脉硬化及镇静助眠作用。

(15)灵芝制剂(各种片剂、口服液、颗粒剂等):因灵芝有镇静安神作用,且有降血脂、降血糖、抗动脉硬化作用,故适用于本症。另有乌灵胶囊,系乌灵菌制剂,乌灵菌作用与灵芝类似,亦可用。

(16)益脑宁片:由补肾养脑诸药及活血通脉药组成,配伍合理,有益于脑。

(17)精乌胶囊:由黄精、何首乌等中西药物配伍,效果较好。

(18)全天麻胶囊:为镇静安神、益肾养脑药。

(19)蜂王浆、胎盘片:两药均补肾益精、大补气血、养脑,治疗失眠有一定的作用。

（20）龟龄集：为传统制剂，含人参、鹿茸、熟地黄、枸杞子、海马、雀脑、龟版等多种补肾益精药。因动物成分较多，故药力较强，适用于多种老年性疾病。须注意此药性偏温热，久用或过量服用有助热生火之不良反应，应随时了解用药反应，调整用法用量。另有补肾健脑丸，药力较强但性热，阴虚火旺者应忌用。

（21）刺五加片、脑灵素片：有补肾益脑作用，价格低廉，药力略弱，可适当加大用量。

（22）活血化瘀药：通利脑血管药可用通心络、五福心脑清、藻酸双酯钠等。

（23）脑乐静口服液：由甘草浸膏、大枣、小麦等组成。具有养心安神、镇静的作用。可于临睡前加服 30 毫升。适用于不易入睡，或睡中多梦易醒，醒后难再入睡，或兼有心悸、神疲乏力、口淡无味，或食后腹胀、不思饮食、面色萎黄等症者。

12. 治疗失眠辨证选用中成药

根据中医辨证施治理论，失眠可分心火旺、心阴虚、心脾两虚、肾虚等多种类型。病因不同，选择药物也不一样，必须对症用药，才能收到助眠效果。

（1）心火旺型失眠：表现为心胸烦热、夜不成眠、面赤口渴、心悸不安。可选用朱砂安神丸，每次 1 丸，午后及睡前各服用 1 次。

(2)心阴虚型失眠:表现为心悸失眠、五心烦热、头晕耳鸣、健忘、口干,舌红少苔。可选用补心丹,每次1丸,午后及睡前各服1次。

(3)心脾两虚型失眠:表现为失眠多梦、心悸、健忘、眩晕、面色萎黄、食欲缺乏、神倦乏力,舌淡脉弱。可选用归脾丸,每次1丸;也可用养血安神片,每次5片,午后及睡前各服1次。

(4)肾虚型失眠:表现为失眠健忘、头晕耳鸣、腰膝酸软、肾亏遗精。可选用健脑补肾丸,每次15粒,或脑灵素,每次5片,午后及临睡前各服1次。也可应用六味地黄丸。

(5)心肾不交型失眠:多因房事不节、久病伤阴、思虑过度、心火亢盛,导致肾阴亏损,阴精不能上承所致,临床表现为失眠、多梦、虚烦、遗精等,宜用交泰丸(由黄连、肉桂2味药组成)治疗。

(6)若其他症状不明显,只以失眠为主症者:可服复方五味子糖浆,每次10毫升,每日3次;也可用炒酸枣仁3~6克,捣碎为末,晚上临睡前冲服。

(7)中医辨证气血俱虚,不能养心:选用益气养血、宁心安神的中成药。

①人参归脾丸。由人参、酸枣仁、远志、甘草、白术、黄芪、当归、木香、茯苓、桂圆等组成。功效益气健脾、养血安神。大蜜丸,每次9克(1丸),每日2次,口服。

②人参养荣丸。由人参、白术、茯苓、甘草、当归、熟地黄、白芍、黄芪、远志、肉桂、五味子、鲜姜、大枣、陈皮等组成。功效补气养血、安神宁心。大蜜丸每次9克(1丸),每日

2次。

③枣仁安神口服液。由酸枣仁、丹参、五味子等组成。具有补心养肝、安神益智作用。可于临睡前加服1支(10毫升)。

(8)失眠兼胸闷,头重眼花,心烦口苦,苔黄腻,脉滑数等症者,中医辨证痰热内扰,心神不宁。可选用清热化痰、镇惊安神的中成药。

①脑立清。由磁石、赭石、珍珠母、法半夏、酒曲、牛膝、薄荷脑、冰片、猪胆汁等组成。功效清热化痰、镇惊安神。剂型有水丸、胶囊、片剂。水丸每次10粒,胶囊每次1粒,每日2次,口服。

②枣仁安神口服液。可于临睡前加服。

③若有大便秘结、目赤耳鸣、头昏脑涨者可加用黄连上清丸每次1丸或片剂4片,每日2次,口服。

13. 失眠中医外治五法

(1)药枕:白菊花、合欢花、夜交藤各100克,生磁石200克,灯心草、公丁香各30克,石菖蒲、远志、茯神各60克,檀香20克,冰片粉10克。多梦易醒者,加生龙骨100克,生牡蛎60克,上药共研粗粉末,拌匀,装入一长方形布袋内,每晚当睡枕用。

(2)药帽法:取牛黄2克,朱砂3克,磁石6克,共研末,装入布袋,置于帽子内,戴在头上。

(3)手心敷药:生龙骨20克,琥珀末5克,珍珠粉5克,共研细粉。邪热内扰加黄连粉5克;痰多加生半夏10克;阴

虚火旺加龙胆草 6 克;气血两虚内服归脾丸。每次取药粉
3～4 克,加牛黄蛇胆川贝液 10 毫升(即 1 支)调湿,分为两
份,用双层纱布包好,于睡前分置于两手心,外用胶布固定,
到次日早晨取下,7 次为 1 个疗程。

(4)贴脐法:田三七、丹参各 10 克,硫黄、远志、石菖蒲各
20 克,红花 5 克。共研细粉,以白酒适量调成膏状,涂满脐
孔,用胶布固定,每晚换药 1 次。

(5)洗足法:取生龙牡 30 克,磁石 20 克,青黛 10 克,菊
花、夜交藤、合欢花各 15 克。水煎 2 次,去渣,加适量开水,
每晚洗足 15 分钟后入睡。

14. 针灸治疗失眠的作用与效果

(1)针灸的一般性治疗

①平衡阴阳。对"神门""内关""三阴交"三大主穴进行
针灸,能协调阴阳,消除阴阳失衡导致的心脾两虚、阴虚火
旺、心虚胆怯、胃气不和等引起的失眠症状,使阴阳的偏盛偏
衰消除,使机体归于阴平阳秘,能穿透大脑屏障,直达大脑神
经组织,初步激活睡眠中枢神经。

②疏通经络。对"神门""内关""三阴交"三大主穴进
行针灸,调节经络与脏腑气血的平衡,消除气血失和、脏腑
失调、经络瘀堵症状,从而达到改善睡眠的目的。经络一
旦畅通,能激活神经细胞,并形成化学电流细胞链,使神经
活动牢固持久,大脑神经键恢复正常运行,人体进入深层
睡眠状态。

③调节心脏。对"神门""内关""三阴交"三大主穴进行针灸,能调节减缓心脏跳动,减少脑部供氧、供血,达到减少大脑兴奋程度,使大脑正常、按规律运转,并建立起独立的神经纤维链,清除神经键规律性传导障碍,拆散神经元之间赖以交流的链接,削弱大脑对无用记忆的反应程度,人体进入最深的睡眠阶段。

(2)失眠的针灸辨证治疗

主穴:四神聪、神门、三阴交。

①心脾两虚

诊断要点:不易入睡,入睡后易醒,多梦,心悸,健忘,头晕,肢倦乏力,腹胀,便溏,面白无华;苔薄白,舌质淡,脉细弱。

选穴:心俞、脾俞、足三里。

②阴虚火旺

诊断要点:心烦不寐,或稍入睡即醒;头晕,耳鸣,腰酸膝软,遗精,健忘,手足心热,口干咽燥;舌质红,脉细数。

选穴:太溪、大陵、肾俞、心俞。

③肝郁化火

诊断要点:烦躁易怒,难以入睡;头晕头痛,胸胁胀痛,口苦,目赤;舌质红,苔黄,脉弦数。

选穴:肝俞、大陵、行间。

④胃腑失和

诊断要点:睡眠不实;胸膈满闷,脘腹胀满,嗳腐吞酸;苔厚腻,脉滑。

选穴:中脘、足三里、内关。

⑤心胆气虚

诊断要点:失眠多梦,易惊醒,胆怯心悸;善惊易怒,气短倦怠;舌质淡,脉弦细。

选穴:心俞、胆俞、阳陵泉、丘墟。

15. 足部按摩治疗失眠

(1)按足部反射区:中医学认为失眠主要与心、脾、肝、肾有关。①心脾两虚。见于久思伤脾,血液耗损,心不能养,心神不安而致失眠。②肾阴不足。久病体弱,肾阴耗伤,心肾不交,虚火上升而致失眠。③肝气郁结。苦恼、发怒易伤肝,肝气郁结,郁而化火,扰动心神而不眠。

通过对足部进行按摩,对治疗失眠可起到立竿见影的效果。治疗时,按摩全足,按摩基本反射区如肾、肾上腺、输尿管、膀胱等,着重按摩加重点反射区如拇指额窦、大脑、小脑、垂体、颈椎、小肠、性腺、失眠点。每天治疗1次,10次为1个疗程,反应明显者治疗当天睡眠状况即可改善。

失眠患者日常应有规律地进行足部治疗。服安眠药者不要马上停药,应逐渐减量。防止情绪激动,睡前不喝浓茶、咖啡等饮料,养成良好的生活习惯。

(2)浴足良方

①二仁磁石液。酸枣仁、柏子仁、磁石各30克,当归、知母各20克,朱砂10克。上药水煎浴足,每晚睡前1次,每次30分钟,两日1剂。有镇静安神作用。

②红花足浴液。红花、川椒、荷叶芯各3~5克。将上药

置温热水中浸泡 15 分钟后浴足,每次浸浴 20 分钟,每晚 1 次,每次 1 剂。有宁心安神作用。

③磁石足浴液。磁石 30 克,菊花、黄芩、夜交藤各 15 克。将上药水煎两次,去渣取液,趁热浸洗双足,每晚 1 次,浴后上床睡眠,连续 3～5 天。有清热镇惊,和胃安神作用。

七、失眠的分型与治疗用药

（一）焦虑性失眠的治疗用药

1. 什么是焦虑

焦虑是一种情绪状态，在心理学上的定义是：对未发生的事情的一种恐惧感。

有焦虑情绪的人，往往对未来可能出现的情况有种种不利的负性猜测，结果造成紧张、不安和恐惧。正常人也有焦虑情绪，比如你约了一位朋友晚上 7 点看电影，如果到了 6 点 50 分还没见到这位朋友，你就会有焦虑不安的情绪出现，可是只要朋友在 7 点之前出现，你的焦虑情绪就会立即消失。同样，考试之前学生都会焦虑，但只要拿到考卷，开始答题后，学生的焦虑情绪就会逐渐消失。这两个例子说明，正常人也可出现焦虑，但只要未来发生的事情并不像预期的那样不好，焦虑就消失了。

有焦虑情绪的患者情况就不同了，他们无时无刻不在为未发生的事情发愁、苦恼、烦躁。如果一件事情发生后并不像他们想象中的那样糟糕，他们的焦虑会马上转向另一些没有发生的事情上,所以整天提心吊胆、战战兢兢、紧张不安。焦虑情绪过度时,就会伴随一些自主神经功能失调,尤其是交感神经功能亢进的表现,如手足心多汗、心悸、心跳快、呼吸急促、肌肉收缩、颤抖等。在行为上也会有焦虑表现,如搓手顿足、唉声叹气、用手拔头发,严重时甚至用头撞墙、在地上打滚。

焦虑患者都有睡眠障碍,焦虑性失眠以入睡困难最为突出,患者躺在床上后,翻来覆去不能入睡,脑子里思考一些焦虑的事又解决不了,结果越想越睡不着。时间久了,患者对睡眠也恐惧起来,一到晚上就想"今晚睡不着怎么办"? 结果越想越睡不着,如此恶性循环,直至引发焦虑性失眠。

2. 正常焦虑与焦虑症的区别

焦虑症与正常焦虑情绪反应不同,第一,它是无缘无故的,没有明确对象和内容的焦急、紧张和恐惧;第二,它是指向未来,似乎某些威胁即将来临,但是患者自己说不出究竟存在何种威胁或危险;第三,它持续时间很长,如不进行积极有效的治疗,几周、几月甚至数年迁延难愈。最后焦虑症除了呈现持续性或发作性惊恐状态外,同时伴多种躯体症状。

3. 焦虑性失眠

焦虑性失眠属于失眠症中常见的一种,而且临床发病率很高,很多患者长期失眠,都是由于情绪焦虑引起的,而焦虑性失眠,顾名思义患者因为情绪焦虑等问题,带来了入睡困难、睡眠不佳、失眠多梦等问题。

焦虑性失眠的症状有哪些？对于一些焦虑性失眠患者来说,有的可能入睡并不是那么困难。但是,很多焦虑性失眠患者都是睡眠质量不好,多梦,易惊醒,并且醒后有两个特点:一是醒来后很难再入睡,另一个是醒来后可能出现恐惧症。

当然,部分焦虑性失眠患者的症状是属于入睡困难的,就算睡着,也会频繁觉醒来,一般人都比较容易患上焦虑性失眠,但是如果是长期处于失眠状态的患者,则肯定是对焦虑性失眠认识不深,并且不能积极主动治疗的,这样容易导致患者病情加重,危害身体健康。

4. 易患焦虑性失眠的人

(1)恶补睡眠族:由于工作繁忙,时常需要工作到凌晨,而第二天又需要准时爬起来的上班族朋友,平时睡眠已经严重的不足,唯有假日在家恶补睡眠,睡他个昏天黑地。

保证正常充足的睡眠时间对一个人的健康来说是很重要的,一般成年人每天的睡眠时间应该在6～8小时。例如,一般在晚上10～11点睡觉,早上6～7点起床,这样可以使人维持比较稳定的生物节律,有益于人的身心健康。而在节假日里黑白颠倒的睡法,很容易扰乱人体正常的生物节律,就会产生不该醒的时候醒(如午夜),不该睡的时候瞌睡(如白天上班时间)。久而久之,失眠症状便不请自来了。

（2）坐车瞌睡族：生活中有很多朋友从家到公司的距离很远，无论是坐地铁还是公车都需要很长的时间，所以只要一有机会坐下来就开始打盹，一直瞌睡到公司，自认为很聪明（既没有影响工作，又不耽误睡觉）。

正常人需要经历几个"深睡眠"的过程，才能充分的缓解疲劳。但是在公车上瞌睡，容易受到各种干扰，如汽车的晃动、光线的刺激、声音的干扰……都不容易让人进入"深睡眠"状态，而在"浅睡眠"状态下休息，体力得不到充分的恢复。所以，我们经常会听到有同事抱怨，在车里睡了一觉后，反而觉得腰酸背痛，疲乏无力。

（3）睡前不动族：有些朋友晚上只要稍有活动，就会兴奋得睡不着觉。所以，他们索性吃完晚饭就保持安静，甚至连一些低运动量的活动也拒绝参与。本以为这样静静地坐着直到睡觉，就可以安睡到天亮了，谁知道上床睡觉时反而睡不着了。

临睡前过量运动，的确会令大脑兴奋，不利于提高睡眠质量。但适量的体育运动（如散步或慢跑），却能够促进人的大脑分泌出抑制兴奋的物质，促进深度睡眠，缓解疲劳。特别是从事脑力劳动的人，一天下来可能除了动动手指敲敲键盘之外，几乎没做过什么其他的肢体活动，这就更加需要晚饭后的轻微活动来促进睡眠。研究发现，临睡前做一些如散步或慢跑的轻微运动，可以促进体温升高，当慢跑后轻微出汗时停止。停止运动30～40分钟以后，体温开始下降，这时睡觉就很容易进入深度睡眠，从而提高睡眠质量。

如今患有焦虑性失眠的人不在少数，要想克服焦虑失眠首先要树立信心,养成良好的睡眠习惯,保持良好的心态。如焦虑情绪严重,可向心理医生寻求帮助。

5. 焦虑性失眠的症状

(1)梦中惊醒后出现恐惧感。

(2)入睡困难和频繁觉醒。

(3)多梦易醒,醒后不易入睡。大多数有体虚多梦,而最突出的是睡眠浅表。第二天总说,昨晚做了一夜的梦,白天无精力,做任何事情、工作学习,都没有兴趣也没有精力,面容憔悴等症状。

(4)患焦虑症的患者都有程度不同的失眠障碍,焦虑性失眠以入睡困难最突出的临床症状,患者躺在床上以后,翻来覆去不能入睡,脑子里总是在思考一个问题或想一件事,不想还不行,越想越兴奋,越兴奋越睡不着,时间长久了患者就可出现肾气阴虚,肝阳上亢,引起恐惧症。

(5)这是一种持续性不安、紧张、恐惧等的情绪障碍而引起的莫名其妙的紧张和不安,会因不愉快的事情,如遭受不如意的打击,心理不平衡,而无时无刻不在为未来发生的事情发愁,苦恼,烦躁,其精神状态可表现为疑虑或忧虑、抑郁、惶惶然有如大难临头,整天提心吊胆,战战兢兢,紧张不安,常因小事而烦恼,自责,发脾气,坐立不安。

(6)由于焦虑情绪的影响而引起肾气不足,气血虚和导致的阴阳失调,脏腑功能不能正常运行,西医认为是自主神经功能失调,有的患神经功能亢进等,出现手脚心多汗,心悸、呼吸急促,肌肉收缩、颤抖,尿急尿频,胸部有压迫感,腹胀腹泻,咽部阻塞感,多汗、四肢无力麻木等症状。此外,也有焦虑的表现,背部有发热感,腰腿酸软、耳鸣、表情呆钝等症。

6. 顽固性失眠可能是心理焦虑

(1)多数患者是想单方面要求医生解决失眠的问题,却不愿意找寻更深层的原因。其实失眠不是一个孤立的症状,如果是顽固性、长期性的失眠,80%都可能是焦虑症引起。

(2)患者即使已经确诊有焦虑症,他们都采取"掩耳盗铃"的自欺欺人的方法,拒绝承认自己的心理问题,更担心周边的人会认为他有精神方面的问题。

(3)他们是担心抗焦虑或抗抑郁的药物有不良反应,害怕吃上瘾或是有依赖性。

地西泮等药物确实会有依赖性,患者可以在医生的指导下服用。

7. 治疗焦虑性失眠的方法

(1)分散患者的焦虑心理:合适的消遣活动可以减轻焦虑。如可以通过阅读、听广播、看电视、下棋、玩牌等分散患者对焦虑问题的注意力。

(2)使患者了解诊疗程序:让患者知道某种检查、治疗的必要性、可靠性、安全性等,消除患者对诊疗茫然无知所引起的焦虑。

（3）尊重患者的操作动机：在许可的范围内让患者做一些力所能及的活动,如照顾自己的日常活动等,可使患者满足操作的需要,觉得自己并不是一个完全依赖别人的患者,这可减轻其焦虑。

（4）消除患者的寂寞感：在医院环境里,患者不得不适应新的人际关系,而寂寞往往使他们过多考虑自己的疾病,医护人员主动与患者交往和鼓励患者之间交往,都可产生积极的效果。

（5）尊重患者的人格：不管患者从前的社会角色如何,他在医院里都以患者的面目出现,要适应这一新角色会导致焦虑,医护人员应尊重患者,使患者感到被尊重,以缩小新老社会角色之间的差距,冲淡这一消极心理。

（6）使患者受到良好的对待：患者的焦虑常是由于担心是否能受到最好的和最正确的治疗。医务人员良好的技能、充分的信心、亲切的态度有助于此类患者消除焦虑。

（7）明确焦虑产生的原因：患者所产生的焦虑原因各不相同,设法了解判明患者的焦虑原因,并采取适当的对策是首要的方法。

（8）治疗引起焦虑的疾病：前面提到有些焦虑反应是有关疾病的产物,要消除此类焦虑,当然要采取措施去治疗疾病本身。

（9）使用心理治疗：在很多情况下,有关心理学专家常能通过心理治疗调动患者的积极因素,帮助患者克服焦虑反应。

(10)使用药物解除焦虑:对不易缓解的焦虑,必要时使用药物治疗。

8. 消除焦虑性失眠的自我心理治疗

(1)深呼吸和放松技术:长期处于焦虑状态时,会出现心慌、呼吸加快、肌肉紧张、头部不适、四肢发抖等不适反应,通过深呼吸和放松技术,可以减轻这些不适反应。

正确的深呼吸方式要点是:保持一种缓慢均匀的呼吸频率,将空气深吸入全肺,然后缓慢地全部呼出来。注意吸气时应让你的胃部鼓起来,这表示你已用全肺呼吸。放松技术主要采用渐进性肌肉放松法,通过全身主要肌肉收缩、放松的反复交替训练,使人体验到紧张和放松的不同感觉,从而更好地认识紧张反应,最后达到心身放松的目的,并能够对身体各个器官的功能起到调整作用。

(2)挑战忧虑性思维:认知理论认为,各种片面或错误的想法将导致忧虑的恶性循环,使焦虑不断升级。

挑战忧虑思维是通过减少忧虑性思维的负面作用,来阻止焦虑不断升级。这一策略有 3 个步骤:识别忧虑性思维、挑战忧虑性思维、寻找合理的思维方式代替忧虑性思维。

(3)逐级暴露法:对于自己感到害怕或焦虑的目标采取逃避、拖延等其他行为,将导致担忧、害怕和焦虑继续存在。

面对感到害怕的对象而不再逃避,帮助逐步恢复你所逃避的活动,这是战胜焦虑的最佳方法。面对使自己害怕的目标或情景,应按自身的实际情况,先识别引发害怕的情景,把每个情景分解成可达到的若干小目标,然后循序渐进,以求达到最终适应这个情景的目标。

9. 焦虑性失眠的西药治疗

(1)5-羟色胺再摄取抑制药

①帕罗西汀片(赛乐特、乐友)。常用剂量为 $20\sim60$ 毫克/日,单次服用即可,抗焦虑效果卓著,是治疗所有类型焦虑症的首选药,因为它疗效的确好,尤其是在焦虑症的治疗上更为突出,别的药物无效时,换用帕罗西汀仍然可以有效。

②艾司西酞普兰(来士普、百洛特)。常用剂量是 $10\sim20$ 毫克/日。抗焦虑效果不错,不良反应小是其优点,尤其适合老年人,以及有心血管疾病的患者使用,但价格偏贵。

③文拉法辛(怡诺斯、博乐欣)。常用剂量为 $75\sim225$ 毫克/日。抗抑郁抗焦虑效果好。注意有可能在服药初期焦虑会加重,需要加用安定类药物,一般持续 2 周大多消失。

④度洛西汀(欣百达、奥思平)。常用剂量为 60 毫克/日,这个药物最大的特点是在双受体的作用程度上有其优点,抗抑郁、抗焦虑效果比较好。

(2)丁螺环酮,坦度螺酮:对社交焦虑效果好,无依赖性,缺点是见效慢,$2\sim3$ 周见效,如果患者先服用过安定类药物的话,再服用丁螺环酮,效果多不理想,可以与抗抑郁药合并使用。

(3)其他药物

①三环类药物。如氯丙咪嗪、阿米替林等,药效不错,价

格也较便宜,但是不良反应偏大,已经不是首选药了。

②黛力新。不常用这个药,疗效一般,药理上优势不大,它是一种抗精神病药物和一种抗抑郁药的混合制品。

10. 三药联用治疗焦虑性失眠

治疗焦虑性失眠最常用的药物为安定类,其中以地西泮最为常用。地西泮具有起效快、利于睡眠、安全等优点,常规量为每日 5～30 毫克。但它也有如困乏、嗜睡、震颤、视物模糊和反常的易激惹等不良反应,而且对改善自主神经功能效果不显著。

谷维素和维生素 B_1 均属神经营养药。前者具有调整间脑功能,激活与自主神经系统有关的视丘下部和边缘系统,改善自主神经失调及内分泌平衡障碍的功效;后者参与机体糖代谢过程,维持神经、心脏及消化系统正常功能。两者常规量均为每日 30～60 毫克,分为 3 次口服。

研究表明,地西泮、谷维素和维生素 B_1 三药联合应用治疗焦虑症,既可改善失眠、焦虑,又可改善自主神经功能,效果更为显著,能使地西泮在小剂量(每日 7.5 毫克)的情况下获得满意疗效。同时,地西泮的不良反应会明显减少。

11. 中药治疗焦虑性失眠

中医学认为,多思善虑容易伤脾,进而易引发血、痰、热、食等郁结,这也是焦虑会伴发多种躯体症状的原因。

中医提倡治疗与调理相结合,疏肝、益肾、健脾,宁心安神,调理气血,平衡阴阳。同时增强人体免疫力,改善人体生物节律,提高细胞活力。

改善脑组织的营养状态,消除神经细胞因能量消耗而产生的功能紊乱,达到降低大脑皮质的病态兴奋性,改善睡眠,调节机体功能的目的。

(1)阴血不足:夜寐不宁,易醒易惊,遇事怕人,不与人争,喜静独居,不敢出门,时有汗出,或潮热盗汗,大便秘结,舌红苔白或无苔,脉沉细。

治法:育阴养血。

方药:归芍地黄汤加减。当归15克,白芍30克,山茱萸20克,熟地黄20克,玄参30克,地骨皮30克,茯苓30克,牡丹皮12克,炒酸枣仁60克。

加减:盗汗者,加五味子15克,煅牡蛎(先下)60克;闻声易惊者,加朱砂(冲服)0.5克。

常用中成药:河车大造丸。每次1丸,每日1次。

(2)胆怯心虚:胆怯易惊,怕事心悸,不敢见生人,语声低微,大便不成形,小便清长,舌淡红苔白,脉沉弦细。

治法:益气温胆。

方药:四君子汤、温胆汤加减。党参20克,茯苓30克,炒枳壳15克,白术15克,炙甘草6克,炒酸枣仁60克,陈皮5克,竹茹6克,百合30克。

加减:气短者,加生黄芪30克;血虚面色㿠白者,加当归15克;可配服天王补心丹,每日2次,每次1丸。

(3)痰火扰心:心烦意乱,突然暴惊,坐卧不宁,夜寐易惊,噩梦易醒,惊而外走,急而不怒,大便干燥,小便短赤,舌红苔薄黄或黄腻,脉弦滑数。

治法:豁痰泻火。

方药:黄连温胆汤加减。黄连12克,竹茹6克,枳壳15克,半夏12克,陈皮15克,茯苓30克,礞石(先下)30克,甘草10克,琥珀粉(冲服)0.5克。

加减:大便干燥者,加生大黄(后下)12克;心烦起急者,加生石膏(先下)60克。

常用中成药:礞石滚痰丸,每次1袋,每日1~2次。

(4)肝郁血虚:情怀不畅,怒不出声,遇事易惊,夜寐惊醒,面色㿠白,大便不成形,舌红无苔,脉沉弦细。

治法:疏肝养血。

方药:丹栀逍遥散加减。柴胡12克,白芍40克,当归15克,白术12克,茯苓30克,牡丹皮10克,栀子12克,炒酸枣仁60克。

加减:食欲缺乏者,加炒麦芽60克;腰膝酸痛者,加杜仲30克。

常用中成药:加味逍遥丸,每次1袋,每日1次。

(5)心火亢盛:心烦易惊,周身瘙痒,渴喜冷饮,自语自笑,语笑时惊,面红目赤,小便赤,舌红苔薄黄,脉数。

治法:清心泻火。

方药:泻心导赤散加减。黄连15克,栀子12克,生地黄30克,木通6克,甘草12克,灯心草1克,炒酸枣仁30克。

加减:小便混浊赤痛者,加白茅根20克;渴喜冷饮者,加生石膏(先下)120克;口舌生疮者,加金银花20克,连翘

15 克。

常用成药:朱砂安神丸,每次 1 丸,每日 2 次。

(二)抑郁性失眠的治疗用药

1. 失眠与抑郁的关系

失眠是抑郁症常见症状之一,失眠与抑郁症有着一定的联系。研究资料显示,失眠是抑郁及焦虑症的诊断性症状,失眠可能是临床抑郁的普遍早期症状,是诱发抑郁的直接病因。

失眠包括入睡困难,睡眠表浅易醒,早醒等。抑郁症患者的失眠主要表现为早醒,醒后难以入睡,脑海里反复出现一些不愉快的往事或对前途忧心忡忡,也有的患者表现为睡眠中多次惊醒或多梦,患者晨起后愉悦感缺乏,头脑欠清晰,不能恢复充沛精力,白天头昏、疲乏、无力或瞌睡,工作与学习能力下降,记忆力下降,注意力不能集中。抑郁症失眠患者多伴随其他抑郁症状,如情绪低落、兴趣减退、思维迟缓、行为活动减少等,部分抑郁症患者仅以失眠为主诉。

抑郁症患者正常睡眠结构被破坏,多导睡眠图结构改变:睡眠效率降低,睡眠持续性被破坏;深睡眠减少;快动眼睡眠时相(REM)潜伏期缩短,快动眼睡眠时相比例升高,密度增加。失眠不仅是抑郁症的症状之一,同时也是导致抑郁症发生的因素之一,失眠可以加重抑郁症病情,延缓抑郁症的康复进程,因此治疗失眠对抑郁症的缓解与康复有促进作用。

2. 抑郁性失眠的症状

很多人对抑郁并不陌生,但抑郁症不同于一般的"不高兴",它有明显的特征,综合起来有三大主要症状:情绪低落、思维迟缓和运动抑制。失眠是抑郁症和焦虑症最常见的症状,但有了失眠却不一定就是得了抑郁症或焦虑症。

抑郁症患者往往带有失眠症状,严重抑郁症患者感到最痛苦的事情也是失眠,通常彻夜难眠,长期作用下会使患者出现筋疲力尽,思维迟缓,记忆力下降,精神不能集中等这类失眠症状,并可加重抑郁症病情。

抑郁性失眠症主要是一种情感障碍性精神疾病,患者活动减少、无力、易疲劳,绝大多数患者有睡眠障碍。睡眠障碍主要表现为睡眠的潜伏期缩短早醒及深睡眠减少,随着患者年龄增加,后半夜睡眠障碍会变得越来越严重,主要多为早醒和醒后很难再入睡。

抑郁性失眠症患者经常在半夜2~3点钟醒来,思绪万千,心情纠缠在悲哀境地而不能自拔。失眠的严重程度与抑郁症严重程度有直接关系。当病情严重时,睡眠时间极度缩短,但白天并无明显困意,只感到极度的疲劳和失落感,这是因为觉醒水平增高,使白天入睡也较困难。

抑郁性失眠人群,内心多有纠结,这些心结一日不打开,就总要应对抑郁性失眠的症状表现问题,并且时间拖太久可能会向抑郁性失眠转化。

(1)抑郁性失眠的精神症状:患有抑郁性失眠的人,在夜晚常常会出现早醒、多梦、入睡困难等睡眠障碍。脑海里反复出现一些不愉快的往事,或者对前途忧心忡忡。

晨起床后不能恢复充沛精力,思维能力不够清晰,白天容易头昏、疲乏、无力或瞌睡。再有认知功能受损,工作与学习能力下降,记忆力下降,注意力不能集中等也是比较常见的抑郁性失眠的症状。

(2)抑郁性失眠的躯体症状:抑郁性失眠的症状既包含精神症状,也有躯体症状,失眠便是其中最常见的一种躯体症状。抑郁性失眠患者还会感到咽喉和胸部紧缩感、食欲障碍、便秘、体重减轻、头痛、身痛及胃肠不适等。

由于大部分抑郁性失眠的症状主要是失眠,因此这类心理问题的患者容易忽略抑郁症的本质,而仅以单纯失眠到医院就诊,从而耽误了治疗。

3. 失眠症和抑郁症的区分

(1)从发生时间判断:失眠症、抑郁症虽然都会让人心情沮丧,但发生的时机不同。抑郁症患者往往有晨重暮轻的规律,心情往往会在下午或晚上感到轻松一些,而头痛、头昏等自觉症状也在傍晚得到缓解。

失眠症患者的心理变化规律正好相反,白天往往情绪、精神较好,能够进行正常工作,但到了晚上自觉症状常常更严重。

（2）从失眠表现判断：抑郁症患者出现的失眠症状具有显著的特点，一般是早醒，醒后就再难以入睡；也有的表现为睡眠中多次醒转，感到一夜未眠。而失眠症主要表现为难以入睡，睡眠不深，易醒和多梦。

（3）从心理问题判断：抑郁症患者会毫无原因地对以往感兴趣的事物和活动丧失兴趣，心中充满孤单、悲哀、无助和绝望。随着抑郁症状的发展，患者常会无端向家人发脾气或产生悲观情绪、自责、自罪，甚至想到死亡。这些通常都是失眠症患者不会遇到的情况。

4. 对镇静催眠药无效的失眠患者要想到是抑郁症

有的患者貌似神经衰弱，其实是隐匿性抑郁症。理由有二：一是隐匿性抑郁症的表现有晨重夕轻的规律，早晨情绪最不好，乏力头昏，到了晚上感到轻松些，而神经衰弱患者没有这种规律。二是在睡眠方面，隐匿性抑郁症的睡眠障碍是早醒，一旦半夜醒来便再也睡不着，神经衰弱者的睡眠障碍多为入睡困难。再者隐匿性抑郁症的焦虑多与自身的生理性、季节性节律密切相关，而神经衰弱却无这一特点。

因此，对待久服镇静催眠药无效的患者，要想到可能是隐匿性抑郁症，应看精神科，让医生做进一步检查，确诊后可在医生的指导下选用抗抑郁药，如帕罗西汀（赛乐特）、氟西汀（百忧解）、舍曲林、马来酸氟伏沙明（兰释）、氢溴酸西酞普兰（喜普妙）、米氮平（瑞美隆）、盐酸文拉法辛（怡诺思）、噻萘普汀(达体朗)等。同时配合心理治疗,方可治愈。

5. 要纠正对抑郁性失眠的认识误区

(1)失眠不是病:绝大多数失眠患者认为,失眠不是大问题,没有必要寻求治疗。失眠患者中,仅有极少数人会去医院寻求治疗。

(2)滥用镇静催眠药:很多的失眠、抑郁症及精神障碍患者都有短时或长期的镇静催眠药服用史。殊不知这些药其实是十分危险的,服用多了,不但损害记忆功能,诱发老年性痴呆,而且引起药物依赖性或成瘾性,反而加重了失眠、抑郁症、精神障碍等症状。

(3)病急乱投医:由于失眠、抑郁症、精神障碍的发病原因有很多种,发病机制也会因人而异,且病程长短、发展情况等都有不同,所以治疗也是因人而异,因症用医的。一些患者病急乱投医,不去正规医院就诊,盲目相信所谓偏方、秘方,既花冤枉钱,又耽误了治疗。

6. 单纯性失眠和抑郁性失眠治疗的区分

治疗单纯性失眠目前临床主要以安定类为主,但由于该类药物引起患者头晕、嗜睡、乏力,容易耐受及造成依赖,正逐步被新一代药物(如唑吡坦、佐匹克隆、扎莱普隆)和褪黑素受体激动药所取代。

通过对患者脑电波的改善和各项生理指标的改善,可以实现病情控制。经颅微电流刺激疗法通过提高 5-羟色胺的分泌量,促进去甲肾上腺素的释放,增强神经细胞活动的兴奋性,可以起到缓解个体抑郁情绪的作用。通过促进分泌有镇静作用的内啡肽,能够使患者保持一种放松、舒适的精神状态,有利于更好地缓解之前消极、沮丧的情绪状态,提高睡眠质量,对缓解失眠能收到很好的效果。

对于抑郁症伴有失眠的患者,使用新型抗抑郁药物可以起到一石二鸟的作用。抗抑郁药物在治疗抑郁症的同时,可增加患者慢波睡眠、提高睡眠效率,改善睡眠结构,从而改善睡眠质量。

另外,心理行为治疗,如放松训练、认知行为治疗、生物反馈治疗,可以作为改善抑郁及失眠的辅助手段。

7. 抑郁性失眠的治疗

(1)对症分析抑郁性失眠的治疗:一些患有轻度抑郁性失眠的患者单用心理治疗就非常有效,但是对于患有中、重度抑郁症的人,联合抗抑郁药物疗法与心理疗法的综合治疗方式,是被诸多患者和医生推荐的特效方法,其中药物可以控制症状,心理治疗可以帮助患者以更有效的方式处理生活问题,二者合用的有效率为80%以上。

(2)抑郁性失眠的常用药物:抗抑郁药可以用于纠正大脑内被称为神经递质的某些化学物质的平衡。由于引起抑郁性失眠的元凶是抑郁症,因此只要消除了抑郁症状,失眠

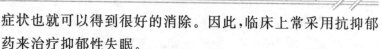

症状也就可以得到很好的消除。因此,临床上常采用抗抑郁药来治疗抑郁性失眠。

可用于治疗抑郁性失眠的抗抑郁药:主要包括单胺氧化酶抑制药;三环类抗抑郁药,如多塞平、阿米替林等;选择性5-羟色胺再摄取抑制药,如帕罗西汀(赛乐特)、氟西汀(百忧解);以及 5-羟色胺-去甲肾上腺素再摄取抑制药,如盐酸文拉法辛、米氮平。

虽然抗抑郁药在第一次用药时即开始对大脑中化学物质进行调整,但是抗抑郁药必须定期服用达到 8 周才能出现最大治疗效果。另外,即使症状已经改善了,也必须维持治疗几周以免病情复发。

(3)抑郁性失眠的心理治疗:进行心理治疗的作用机制是改变患者对周围世界的看法,以及对其做出反应的方式。

①心理动力学治疗。帮助一个人自我反省,揭示和了解可导致抑郁症的情绪冲突。因为在童年期没有解决的冲突可能是导致抑郁症的原因,所以用这种治疗方法解决问题可能需要花费一些时间。

②人际关系治疗。侧重于解决促成抑郁症的有问题的人际关系和社会关系。通过学习如何更有效地与他人交往,抑郁症患者能够减少日常生活中的冲突,获得家人和朋友的支持。

③认知行为治疗。帮助一个人认识到自己消极的思维模式和行为,并用积极的思维模式和行为进行代替。对于抑郁症患者的日常生活和未来前景,认知行为治疗可以迅速产生重要的变化。

（4）抑郁性失眠的其他治疗方法：关于抑郁性失眠如何治疗，除了上面介绍的药物治疗和心理治疗外，像生物反馈、锻炼和沉思疗法等减压技术也可用于抑郁性失眠治疗。在一些极端的病例中，当抑郁症非常严重，威胁生命或患者无法服药时，可以使用电痉挛治疗。

由以上治疗方法可以看出，想要达到抑郁性失眠的康复，首先应对抑郁症状进行治疗，但同时也不可忽视对失眠的调理。其实很多方法对失眠与抑郁都是有效的，需要特别强调的是在进行药物治疗时，一定要在医生的指导下进行，以便治病不成反而造成伤害。

8. 顽固性抑郁性失眠要慎重用药

对于一些顽固性抑郁性失眠患者来说，用药是必需的，但是必须谨慎，用药时也有一些需要注意的不良反应。

（1）增加药物依赖性：一旦形成药物依赖，顽固性抑郁性失眠患者就离不开镇静催眠药了。如果不服药就难以入睡，失眠比用药前更严重，不但可因缺药而高度紧张，而且有全身难受的感觉，出现生理、情绪、行为及认知能力方面的综合症状。

（2）睡眠质量低：顽固性抑郁性失眠患者在服用镇静催眠药后，容易出现睡眠异常。服用镇静催眠药后的睡眠与正常睡眠不完全相同，患者往往有噩梦多、定时早醒或白天嗜睡现象，对体力和精力的恢复均不利。

（3）降低记忆力：长期服用镇静催眠药，可使人认知能力降低,记忆力和智力减退。这种情况在老年顽固性抑郁性失眠患者中更为明显。研究表明,长期服用镇静催眠药与老年性痴呆的发病有一定关系。

(4)容易造成呼吸抑制:某些老年人及肝肾功能、呼吸功能不全的顽固性抑郁性失眠患者对镇静催眠药特别敏感,有时一般剂量也可引起过度镇静作用或呼吸衰竭加重而发生意外。

9. 中医治疗抑郁性失眠

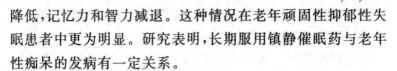

(1)中医疗法治抑郁性失眠标本兼治:中医治抑郁性失眠的原理,主要是从根本上调理患者的脏腑功能、平衡阴阳的原则,辅以疏通经络,养心安神,清热祛火,健脾益肾,疏肝理气的方法,来增强抑郁性失眠患者大脑细胞微循环,改善大脑的血氧代谢,以达到治愈的目的。

(2)中医疗法治抑郁性失眠疗效稳定:治抑郁性失眠采用中医疗法,最大的优势在于疗效显著、稳定,无不良反应,且愈后不易复发,远期疗效稳定可靠。

另一方面,中医疗法治抑郁性失眠,免疫双向调节大脑兴奋、抑郁,既能抑制白细胞介素干扰神经递质的合成及代谢,又能保护神经冲动正常的传导和传递。这是治疗精神障碍的一个突破。

(3)中医对抑郁症的辨证治疗

①心肝火旺。表现为在情感躁狂等症状的基础上,多有通宵不眠,行为粗鲁或难以控制,甚或打人毁物等表现。可

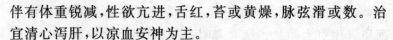

伴有体重锐减,性欲亢进,舌红,苔或黄燥,脉弦滑或数。治宜清心泻肝,以凉血安神为主。

②阳亢血热。表现为情绪高涨,兴奋欢愉,自身感觉特好,每有自得之态,思维活跃,联想丰富,谈笑风生,滔滔不绝,有时则信口开河,夸大其辞,精力旺盛,整日忙忙碌碌,但往往有始无终,不能专注于某一事情,自制力减退,容易冲动,或因琐事与人争执,暴跳如雷,片刻间即可为其高涨的情绪所淹没,寐少口干,面红头痛,舌质偏红,苔白或微黄,脉弦或兼滑。治宜育阴潜阳,以凉血安神为主。

③脾肾阳虚。表现为在情感抑郁等症状的基础上,兼见嗜卧少动,惊恐多疑,自责自罪,甚或有轻生厌世的意念或行为,消瘦乏力,腹胀便溏,舌淡胖,边有齿痕,苔白或滑,脉象沉细,或兼弦滑。治宜温补脾肾,以养肝解郁为主。

④心脾两虚。表现为在情感抑郁等症状的基础上,兼见心悸易惊,失眠健忘,自觉思维迟钝,工作或学习效率下降,有自责自罪及疑病倾向,消极缄默,倦怠乏力,腹胀便溏,或口干便结,舌淡苔白,或边有齿痕,脉象细弦或细缓。治宜健脾养心,以理气解郁为主。

⑤肝虚气滞。现为情感抑郁,悲观失望,忧心忡忡,兴致索然,面容愁苦,沉默寡言,其情感变化有昼夜轻的特点(如白昼抑郁,入夜稍缓或兴奋,甚或判若两人),可伴有两胁不适或胀满,失眠多梦,容易疲倦,纳呆少食,舌苔薄白,脉象弦细,或虚弦。治宜温胆养肝,以理气解郁为主。

10. 音乐缓解抑郁性失眠

(1)音乐治疗抑郁性失眠兼以药物配合:抑郁症的音乐

治疗兼以药物配合效果更佳。音乐治疗的曲目宜以兴奋、激情过渡到活跃、欢快类音乐为主,柔和、优美类音乐为辅;如果是由于抑郁状态而引起的失眠为主要症状,则应以平稳、柔和的催眠音乐为主。

经过临床研究发现,在接受少量的抗抑郁症药物治疗的情况下,患者如果一面听音乐,一面接受心理咨询及治疗,可以有效缩短治疗周期。

(2)抑郁性失眠的音乐治疗内容:实践证明,中老年抑郁症患者情绪抑郁、沮丧、缺乏兴趣、运动性抑制、思维阻滞、自责自罪、伴有大量的躯体不适和明显的焦虑,经过音乐治疗取得了较为理想的疗效。

治疗乐曲选用柔和、优美类音乐为主。如《悲痛圆舞曲》(西贝柳斯),《b小调第十四交响曲》(莫扎特),《春天来了》,《喜洋洋》等。

音乐治疗不仅仅是欣赏音乐、听音乐解说等,更重要的是接受主动性的音乐治疗。比如,使用各种乐器,有钢琴、电子琴、手风琴、吉他、小提琴、大提琴、二胡、古筝、琵琶、笛子及各种打击节奏乐器等。除演奏外,还可自编自创一些歌曲,或用对歌的形式,一问一答地交流感情等。

通过音乐治疗能有效减轻抑郁情绪,比单纯服用药物或者心理治疗,症状改善得比较快,尤其能使那些绝望、自杀等恶性情绪随之迅速消除,为增强患者的治疗信心打下了基础。

(三)焦虑抑郁性失眠的治疗用药

1. 什么是焦虑抑郁性失眠

现代医学认为抑郁症是一种综合征,它包括多种症状和体征,涉及躯体和心理两方面。抑郁症还常伴有焦虑,失眠,尤以心境低落,或悲伤,丧失兴趣或快乐感为诊断要点。其核心症状为情绪低落,兴趣减退,享乐不能,精力不足,过度疲乏。其心理学伴随症状是:焦虑,自责,精神病性症状,认知能力下降,认知扭曲,自杀,激越和迟滞,自知力不完整。躯体伴随症状有:疼痛,睡眠紊乱,食欲紊乱,性欲减退等。还常见头晕,耳鸣,心悸,胸痛,恶心,呼吸困难,四肢关节疼痛等。

焦虑抑郁主要体现在工作压力上,其次就是生活中的种种忧虑。竞争激烈,业务难做;房子没有,车子无望;父母生病,孩子叛逆;个人问题至今没解决;大小事情让人焦躁不安……

焦虑抑郁作为心理学上的特定表达,是负性情绪中比较轻的一种,也是人类最常见的情绪之一,重要的是我们如何去分析和治疗。很多工作出色的成功职场人士都有一定程度上的焦虑抑郁,同样也会有不同程度的失眠现象。科学地面对焦虑,反而也能起到激励作用,化焦虑为思想的动力。

大多数焦虑抑郁性失眠患者都不愿意采用药物治疗来

解决,而采取"掩耳盗铃"的方法,拒绝承认自己的心理问题,更担心周边的人会认为他有精神方面的问题。其次,他们担心镇静催眠药、抗焦虑或抗抑郁的药物有不良反应,害怕吃上瘾或是有依赖性。

焦虑抑郁性失眠患者选择助眠药物,不能盲目追求快速效果。俗话说:欲速则不达,要看看该药治病机制,是不是从根本上来调节睡眠物质的分泌,修复因长期焦虑、抑郁、失眠引起的内脏器官衰老。

2. 焦虑抑郁症的治疗

在治疗方面,若把焦虑抑郁导致的失眠当成单纯的失眠来治疗,不仅会贻误病情,还可能造成严重的后果。建议,如果出现失眠并继发其他症状持续不能缓解,就需要到医院心理或精神门诊,寻求专业医生的治疗。

精神科药物在公众中一直存在误解,许多人认为精神科药物除了安眠药就是镇静药,不良反应让人忧虑。实际上,过去精神科药物的确存在发展滞后的问题,但近些年来,焦虑抑郁逐渐成为人群中发病率居前几位的疾病,神经科和精神科医学也快速发展,精神科药物如今更新很快,安全性也已经得到保证,焦虑抑郁用药都是对症补充神经递质的药物。

焦虑抑郁疾病与高血压、糖尿病一样,一个患有高血压的人如果不吃降压药,可以想象会出现什么情况。同样,一个缺乏 5-羟色胺的抑郁症患者,不吃药任由疾病发展,后果也不堪设想。

在门诊患者中,很少有患者是单纯抑郁症或焦虑症,大部分都是焦虑伴随抑郁或者抑郁伴随焦虑,因此,必须由专科医生针对不同的情况,确诊之后用药,如果只是单纯按焦虑或抑郁用药,很容易出现服药后反而加重病情,使病情升级成为躁郁症的可能。这也是为什么精神科医生一再强调,患者一旦发现问题应及时就诊的原因。

近年来,全球医学界对失眠、抑郁、焦虑等精神疾病开展了许多大规模的研究,研制出了一些较为成熟的治疗药物。特别是选择性 5-羟色胺再摄取抑制药这类新一代抗抑郁药物的面市,给这些患者带来了新的希望,这类药物不但疗效卓著,而且不良反应轻微,服用方便,得到了广大患者和医生的认可。作为代表药物,帕罗西汀(赛乐特)正是目前临床使用安全性好的、可同时解决抑郁和焦虑两个问题的药物之一。

黛力新是一种新型而有效的改善抑郁焦虑情绪,消除躯体症状,治疗神经症,神经衰弱和自主神经功能紊乱的良药。黛力新常用于抑郁症与焦虑症的治疗或二者共病的治疗,起效时间比一般 5-羟色胺再摄取抑制药要快,通常 2~3 天即可起效,一周后效果更明显。

焦虑抑郁性失眠最好中西药结合治疗,中医对抑郁、焦虑的认识,最早见于两千年前的《内经》,其中提到,人们由于情志不遂或因悲伤、恼怒等引起郁病。有学者提出:"气血冲合,万病不生,一有抑郁,诸病生焉,故人身诸病,多生于郁。"而《内经》中亦有"节烦恼以养神,节愤怒以养肝,节思虑以养心,节悲哀以养肺"之说。中医学认为,人要"心气平和"方可"修身养性"。

由于抑郁、焦虑、失眠是因郁怒、思虑、劳烦、所欲不遂而致的肝脾失调,心脑失养。造成人体气滞痰瘀,血气阴阳失调。中医的治疗就有疏肝理气降火,化痰解郁,宁心安神及调燮阴阳等方法。

目前在临床上常用抗抑郁药来改善患者的心境,如5-羟色胺再摄取抑郁药、氟西汀、帕罗西汀、西酞普兰等,均可治疗抑郁焦虑,有时还可配合应用安定类的罗拉。随着抑郁焦虑的减轻,失眠也随之改善。

中西药治疗方法虽不尽相同,但可以合并应用,会收到较好的效果。如睡眠障碍是这些患者的常见症状,他们常于半夜或凌晨早醒,白昼却心烦难忍,则可用定志除烦的方药,如远志、龙齿、酸枣仁、夜交藤、绿萼梅、合欢皮、石菖蒲等。又如服西药初期有胃肠不适,可用中药芳香健胃剂,如藿香、佩兰、木香、砂仁、麦芽、陈皮,以缓解肠胃反应。

临床上还常使用一些便于常服的茶剂,如王花饮(菊花、厚朴花、合欢花、绿萼梅、玫瑰花,亦可加适量绿茶)能起疏肝解郁的作用,有稳定患者的情绪,舒缓胸、背、肋胀痛之功效。

(四)神经衰弱性失眠的治疗用药

1. 神经衰弱患者常伴有失眠

神经衰弱患者总伴有失眠症,这是因为,各种刺激因素造成神经活动紧张,如考试等;精神刺激,如亲人亡故等;以及个人素质及个性特点和社会心理因素等,使高级神经活动过度紧张,以致形成抑制减弱及兴奋相对亢进,使神经细胞康复能力下降,大脑皮质衰弱、皮质下功能调节障碍,最后导致自主神经功能紊乱。大脑自身调节功能紊乱,且睡眠是大脑高级神经中枢节律性调节形成的,当上述调节功能紊乱时,最早出现的症状就是失眠。其睡眠障碍多表现为入睡难、早醒、醒后不易再睡及睡浅而多梦等类型,有不解乏之感;另外,还常伴有头晕、头痛及感觉过敏等。

中医学认为,患神经衰弱之人,先天禀赋不足,性格多表现为胆怯、自卑、多疑等。形志懦弱之人,又每易为七情所伤,长期情志抑郁,久必致肝气郁结,疏泄失常,魂不归肝,而见失眠、多梦等症;若素体肝阳偏亢或肝郁化火,则可见烦恼易怒,火性上炎而扰乱心神则不寐。凡劳心之人,久坐久视,致心血、脾气两伤,或肝郁犯脾,日久及心,而成心脾两虚之证。心血不足,心神失养,而见失眠多梦;脾气虚弱,运化失常,或房事过频,伤及肾精,或心阴亏损,或肾阴亏虚,肝肾亏虚,脑髓失充,元神无养,故症见失眠(多为醒后难以入睡)等;或素体痰湿偏盛,或阳旺多火,若又为惊疑所触发,痰火内扰致睡不安稳。

2. 神经衰弱失眠的表现

神经衰弱患者以脑力劳动者居多,他们往往对事情主观、求完美,烦躁易怒不易控制情绪,而失眠几乎是每一个神经衰弱患者都具有的症状。

　　失眠指的是入睡困难,睡眠中间易醒及早醒,睡眠质量低下,睡眠时间明显减少,有严重的患者还整夜不眠。

　　神经衰弱造成的生理失调的表现有自主神经功能障碍、紧张性疼痛、睡眠障碍等。其中睡眠障碍表现为由于长期压力,大脑皮质抑制下降,神经易于兴奋,因而引起睡眠障碍症状。

　　神经衰弱主要是因长期紧张工作引起的,而这些工作又是本人不太乐意做的。另外,与患者自己的个性素质有很大关系,不善于工作安排,不注意劳逸结合是直接原因。遇事容易激动,注意力不易集中,记忆力衰退,思维迟钝,要分析思考一个问题极为费力,工作效率低。愈是这样,他们愈感到心烦意乱,压抑紧张。

　　至于失眠,几乎是每一个神经衰弱患者都具有的症状,有些人正是为了失眠而找医生的。他们常常感到不易入睡,睡时多梦,第二天醒来,好像昨天没有休息,疲倦不堪,深以为苦。但是需要说明的是,神经衰弱患者可以有失眠症状,然而失眠不等于都是神经衰弱,还要结合其他症状做出诊断,如精力不集中、情绪不稳定等。

3. 神经衰弱失眠的常用药物

　　(1)镇痛药:如复方阿司匹林、索米痛、安乃近、吲哚美辛、罗痛定、双氯芬酸等,对神经衰弱导致的神经性头痛有一定的缓解作用。

（2）抗焦虑药物：也称弱安定药，这类药物具有减轻焦虑、稳定情绪和改善睡眠等作用。常用的有：地西泮2.5～5.0毫克，氯氮䓬10～20毫克，艾司唑仑1～2毫克，羟嗪25～50毫克，阿普唑仑0.4～0.8毫克，氯硝西泮1～2克等，每日3次，连用1～2周，可适当选用，但长期服用可引起药物成瘾。

也可选用中成药养心安神片（内含仙鹤草、墨旱莲、夜交藤、合欢皮、鸡血藤、熟地黄和生地黄），安神补心丸（内含珍珠母、夜交藤、女贞子、墨旱莲、菟丝子、合欢皮、丹参、生地黄、五味子和石菖蒲）等。

最好选择两种以上的药物交替使用，以防止药物成瘾和发生依赖性。对明显兴奋型者可用小剂量奋乃静口服亦有良效。最近投入国内应用的新型苯二氮䓬类药三唑仑（商品名海乐神），由于半衰期短，翌日困倦乏力等不良反应轻，深受患者欢迎。每晚睡前服0.25～0.5毫克，或0.25毫克，每日3次，连用1～2周。

（3）镇静催眠药物：睡眠障碍明显者，除三唑仑、艾司唑仑外，还可选用硝西泮5～10毫克，氯硝西泮2～4毫克，甲喹酮100～200毫克，格鲁米特250～500毫克，10%水合氯醛10～20毫升，每晚睡前服药，连用1～2周。为了避免产生药物依赖，这类药亦不能长时间使用，可将几种药物轮换或间断使用。

（4）β受体阻滞药：交感神经功能亢进，如紧张、心跳、震颤、出汗多等症状明显者，可用普萘洛尔10～20毫克，每日3次。

(5)三环类药物：焦虑或抑郁情绪混合存在且有早醒者，可选用多塞平或阿米替林 25～50 毫克，睡前服，每日 1 次。

(6)弱兴奋药和强壮药：如溴化钠咖啡因合剂、五味子合剂、吡拉西坦(脑复康)、胰岛素、刺五加、洋参丸等，对以神经衰弱为主的患者有一定效果。

(7)其他：谷维素对自主神经功能紊乱的患者有一定效果。溴化钠咖啡因合剂有调节神经功能和镇痛等作用。此外尚可用中药治疗。

4. 神经衰弱失眠的调节

(1)正确认识神经衰弱引起的失眠，排除对于失眠过分紧张、恐惧的心理，避免神经衰弱的恶性循环。

(2)寻找引起失眠的原因，如精神紧张、情绪激动、烟酒刺激、环境不适等，只有排除这些外来干扰，才能够获得良好的睡眠。

(3)养成良好的生活作息习惯，对于克服神经衰弱引起的失眠也十分重要。按时起床、按时工作、按时吃饭、按时睡觉，逐渐形成一种条件反射，养成规律的作息习惯。

(4)进行自我催眠法，神经衰弱引起的失眠在很多时候是很难通过一般的调节方式改善，那么可以尝试进行自我催眠。比如，肌肉放松法、数数呼吸法、音乐催眠法及自我暗示法等。

如果神经衰弱引起的失眠通过以上方法仍然很难改善的话，患者最好咨询一下专业的心理医生，必要时进行适当的心理治疗。另外,因神经衰弱引起的失眠患者千万不要随意服用药物来催眠,以免用药不当加重失眠症状。正确的做法是,先咨询心理医生以寻求心理治疗,症状严重者可以在医生的诊断指导下服用相应药物进行调节。

5. 自我锻炼有助于神经衰弱性失眠的康复

(1)自我按摩法:如有头痛者,可以擦颜面,摩太阳穴;如有头晕者,可以加用"鸣天鼓"手法;如果有失眠、心悸者,可用擦涌泉穴法,临睡前做。具体操作法如下:

①鸣天鼓。两手心掩耳,食指放在中指上,然后让食指滑下,弹击脑后(风池穴附近)20~30次,可听到击鼓样的声音,这对减轻头晕、头痛有一定的作用。根据中医理论,风池穴属足少阳胆经,针灸这个穴位能治头痛、目眩、项强等疾患,用食指弹击风池穴实际上就是用"点叩"的手法对这个穴位进行按摩,因此有助于减轻上述症状,也有一定的预防作用。

②擦涌泉。两手握热后,用右手中间三指擦左足心,至足心发热为止,然后依法用左手擦右足心。一般以擦4次为佳。按中医理论,涌泉穴位于足心,为足少阴肾经的起点,按摩这个穴位,能引导虚火下降,有助于治疗失眠、心悸。

(2)散步和旅行:根据试验表明,神经衰弱患者做较长距离的散步(如2~3千米),有助于调整大脑皮质的兴奋和抑制过程,减轻血管活动失调的症状(如头痛、两太阳穴跳痛等)。日常生活也有这样的经验,散步后精神较振作,心情较舒畅。

体力较好者尚可参加短距离的拉练行军或旅行参观,可以受到思想教育,并转移注意力,调节情绪,锻炼体力。

(3)冷水浴:冷水的刺激有助于强壮神经系统,增强体质。因此,神经衰弱患者适宜于做冷水浴,可在早晨起床后进行。早期先用温水擦身,经过一段时间锻炼,习惯以后改用冷水擦身,最后用冷水冲洗或淋浴,每次 30 秒到 1 分钟;从夏天起可以参加游泳,如能坚持到秋冬,效果更大。

(4)其他运动:情绪较差、精神萎靡不振的患者适宜于进行提高情绪的游戏或运动,如乒乓球、篮球、划船、跳绳、踢毽子等,也适宜在户外做轻量劳动。

(5)神经衰弱患者进行医疗体育锻炼要注意下列几个问题

①医疗体育锻炼只是神经衰弱综合治疗的一个组成部分,除进行医疗体育锻炼外,还应注意去除病因,合理安排一天的生活制度,劳逸结合,特别是要培养革命的乐观主义精神。

②锻炼的量要适当。体力衰弱者只适宜做气功和自我按摩;体力中等者每天可运动 0.5~1 小时(气功时间除外);体力较好的每天可运动 1~2 小时;可在上、下午时间进行。运动后如果出现大汗、兴奋激动或失眠,则表明运动量过大,应当减量。

③神经衰弱患者应当抱有主动向疾病作斗争的精神,建立起对医疗体育锻炼的信心,不要迷信“补药”。应该克服过

分好静、不爱运动的习惯，也不应顾虑运动会消耗体力和元气而不敢运动。事实上，适当进行锻炼，非但不会损耗元气，相反，可以增强体质，提高睡眠质量。

（五）更年期型失眠的治疗用药

1. 更年期与失眠的关系

更年期是指女性 45～55 岁（绝经期），男性 55～65 岁，这一年龄阶段称之为"更年期"，是由中年向老年过渡的阶段。这一时期，身体的新陈代谢和内分泌功能，特别是性腺功能逐渐向衰老过渡，并处于一种不稳定阶段，这样容易在精神因素或躯体因素的影响下出现内环境平衡失调。

更年期综合征是这种平衡失调的产物，其临床表现主要为内分泌及自主神经紊乱的症状。患者常常有头痛、头晕、失眠、手颤抖、对声光刺激过于敏感、情绪烦躁不稳、易激惹，以及疲倦乏力等神经衰弱的症状。更年期综合征是指妇女在绝经期或其后，因卵巢功能逐渐衰退或丧失，以致雌激素水平下降所引起的以自主神经功能紊乱、代谢障碍为主的一系列症候群。多发生于 45～55 岁，一般在绝经期月经紊乱时，这些症状已经开始出现，可持续至绝经后 2～3 年，仅少数人到绝经期 5～10 年后症状才减轻或消失。

更年期综合征常有如下症状：①月经逐渐减少，周期即月经间隔时间延长，经期的出血时间缩短，以致逐渐停经。

但也有月经量增多,伴大量血块等情况,然后慢慢停止。生殖能力丧失,生殖器官萎缩。②精神和自主神经功能紊乱。患者常感到头颈部一阵阵的潮红、潮热出汗,头晕目眩,头痛耳鸣,腰痛,口干,喉部有烧灼感,思想不易集中,而且紧张激动,情绪复杂多变,性情急躁,失眠健忘,皮肤发麻发痒,有时有蚁走感(即蚂蚁在身上爬动的感觉),甚至歇斯底里样发作等。③心悸、血压增高、肥胖、下肢水肿、关节疼痛、骨髓疏松等。凡45～50周岁的妇女,有上述症状,经医生检查排除了其他疾病后,便可诊断为更年期综合征。

不论是男性还是女性的更年期综合征,睡眠障碍亦是较常见的主诉,以失眠为多见。可表现为不能入睡,或入睡后极易惊醒而不能再度入睡,或多梦,重者彻夜不眠,即使服用安眠药仍不能奏效。由于失眠患者往往感到疲劳和焦虑,焦虑又可以加重失眠的程度,形成恶性循环。更年期妇女失眠的原因,一方面是因为潮热发作对睡眠的干扰,另一种可能是与体内雌激素水平不足有关。因为雌激素对大脑皮质有抑制作用,雌激素缺乏时,大脑的抑制过程减弱,兴奋过程相对过高,两者的平衡状态遭到破坏时,便表现为失眠。

2. 更年期女性失眠的原因是雌激素减少

在女性更年期最常见的反应中,除潮热、月经减少以外,50%以上的人会出现情绪异常,而40%以上的人则明显症状表现为失眠。

(1)更年期女性超过70％以上都是由于雌激素减少，内分泌变化所致。女性由于雌激素减少，卵巢功能迅速下降，许多症状随之而来，会出现心悸、胸闷、忧虑、抑郁、易激动、失眠、记忆力减退等现象。在面对外力伤害时显得更加脆弱，思想变得不集中，时常感觉腰酸背痛，消化系统对营养的吸收减弱，骨质疏松、关节痛也随之而来，而当产生抑郁情绪时，更易加重失眠。

(2)更年期女性夜间发生潮热、盗汗、头昏、热醒等现象，也在很大程度上影响睡眠。突然间出汗或者被热醒，也打乱了原本的睡眠时间，更易造成原本睡眠质量不高的人情绪更加抑郁或暴躁，想睡觉，却由于生理原因无法安眠。

(3)从心理应激反应上来看，女性随着年龄的增长，耐心愈加不足，易激惹。很多更年期女性都明显能感觉到，以前看得惯的事情，现在开始挑剔、看不惯，这样的情绪产生后，也会加重失眠的症状。

(4)人到中年，社会和家庭中承担的压力越来越大，许多40岁左右的女性成为家里的经济支柱，面对各方压力，失眠也随之产生。

3. 摆脱更年期失眠"十法"

(1)心情烦躁、胡思乱想、静不下来时，试试躺在床上，把脚抬起来，靠在墙壁上5～10分钟，帮自己冷却一下过热的脑袋。

(2)循环不好、怕冷而不易入睡的人，可以在家里腾出一些空间,练习倒退走路。每天练习20分钟,训练脑部平衡功能,调整新陈代谢,走完后手脚也会比较暖和了。

(3)用手摩擦肩,使手肘、手腕、髋部、膝、脚踝等各处关节生热。这些部位附近有许多重要穴位,多摩擦带动气血循环。尤其靠近手腕的"神门穴"(仰掌握拳,手掌缘靠近小指侧,腕横纹上的凹陷即是穴位),及"内关穴"(仰掌手腕第一横纹正中点直上2寸,大约三横指的距离)与睡眠相关,平时多按压,有催眠效果。

(4)规律运动,找出适合自己的减压方法。如静坐、练习放松及深慢细长的呼吸方式,从事自己有兴趣的活动,维持愉快的人际互动等,都能避免卷入更年期的抑郁风暴中,不让精神障碍剥夺了睡眠。

(5)吃得清淡、避开咖啡因。盐分和咖啡因可能加重发热、潮红的症状,因此更年期女性要吃清淡一些,同时少喝咖啡、茶、可乐等含咖啡因的饮料,特别是过了中午之后,不宜再喝,免得咖啡因干扰睡眠。

(6)每天至少喝6～8杯水,或视口渴程度多喝一些。足够的水分能舒缓发热、潮红,避免因燥热而睡不好。但睡前2小时不要再大量喝水,免得半夜一直跑厕所,打断睡眠。

(7)吃高钙食物。如低脂乳制品、小鱼干、深绿色叶菜,或补充适量钙片,一方面减缓骨质流失,另一方面钙能镇静情绪、减轻焦虑,让人好入眠。

(8)保持卧室凉爽通风,必要时使用冷气或电风扇来降温,维持自己感觉舒服的温度,就不会加重闷热、流汗。

(9)睡觉时穿着透气、吸汗的棉质衣服,或考虑能快速排汗,维持干爽等特殊布料制成的衣服,可减少因衣服闷湿而醒来的情形。

(10)脸部及全身的皮肤都需要加强保湿、滋润。洗完澡之后,记住在身体涂上乳液,锁住水分。更重要的是少晒太阳,做好防晒,这样皮肤粗糙、发痒的问题会少困扰你一些。

4. 更年期型失眠"十忌"

(1)忌临睡前进食:人进入睡眠状态后,机体中有些部分的活动节奏便开始放慢,进入休息状态。如果临睡前吃东西,则肠胃、肝、脾等器官就又要忙碌起来,这不仅加重了它们的负担,也使其他器官得不到充分休息。大脑皮质主管消化系统的功能区也会被兴奋,在入睡后常产生噩梦。如果晚上吃得太早,睡觉前就已经感到饥饿的话,可少吃一点点心或者水果如香蕉、苹果等,但吃完之后,至少要休息半个小时之后才能休息。

(2)忌睡前用脑:如果有在晚上工作和学习的习惯,要先做比较费脑筋的事,后做比较轻松的事,以便放松脑子,容易入睡。否则,如果脑子处于兴奋状态的话,即便躺在床上,也难以入睡,时间长了还容易形成失眠症。

(3)忌睡前激动:人的喜怒哀乐,都容易引起神经中枢的兴奋或者紊乱,使人难以入睡甚至造成失眠,因此睡前要尽量避免大喜大怒或忧思恼怒,以情绪平稳为好。如果你由于精神紧张或情绪兴奋难以入睡,请取仰卧姿势,双手放在脐下,舌舐上腭,全身放松,口中生津时,不断将津液咽下,几分钟后便可进入梦乡。

（4）忌睡前说话：俗话说，"食不言，寝不语"。因为人在说话的时候容易使脑子产生兴奋，思想活跃，从而影响睡眠。因此，老年人在睡前不宜过多的说话。

（5）忌仰面而睡：睡觉的姿势，以向右侧卧位为最好，这样全身骨骼、肌肉都处于自然放松的状态，容易入睡，也容易消除疲劳。仰卧则会使全身骨骼、肌肉处于紧张状态，既不利于消除疲劳，又容易造成因手搭胸部影响呼吸而做噩梦，从而影响睡眠质量。

（6）忌张口而睡：唐代名医孙思邈说"夜卧常习闭口"，这是保持元气的最好的方法。张口而睡，容易遭受空气中病毒和细菌的侵袭，不但使病从口入，而且也容易使肺部和胃部受到冷空气和灰尘的刺激，从而引起疾病。

（7）忌蒙头而睡：老年人怕冷，尤其是冬季到来之后，总喜欢蒙头而睡。这样，会大量吸入自己呼出的二氧化碳，缺乏必要的氧气，对身体健康极为不利。

（8）忌迎风而睡：睡眠时千万不要让从门窗进来的风吹到头上、身上。因为人睡熟后，身体对外界环境的适应能力有所降低，如果迎风而睡，时间长了，冷空气就会侵入人体，轻者引起感冒，重者可致口眼歪斜。

（9）忌对灯而睡：人睡着时，眼睛虽然闭着，但仍能感到光亮，如果对灯而睡，灯光会扰乱人体内的自然平衡，致使人的体温、心跳、血压变得不协调，从而使人感到心神不安，难以入睡，即使睡着，也容易惊醒。

（10）忌对炉而睡：因离火炉太近会人体过热，容易引起疮疖等疾病；夜间起来大小便时，还容易着凉和引起感冒。值得一提的是，如使用蜂窝煤炉取暖，应注意通风，以免煤气中毒。

5. 更年期型失眠的治疗

（1）心理治疗：心理治疗一般分为个别心理治疗和集体心理治疗，是女性更年期失眠的治疗方法中最基本的方法。临床上一般均采用个别心理疗法，医生和患者进行个别交谈，用解释、鼓励、说明等方法以达到减轻症状或清除症状，使患者了解更年期是一个正常的生理阶段，对健康影响不大，而且这些症状很快就会消失或适应，从而使患者能正确对待疾病，解除顾虑，保持精神愉快，情绪稳定。由于心理障碍的减轻，女性更年期失眠症状也会随之得到缓解。

辅以采用"放松疗法"，主要表现在日常生活中每晚临睡前的"放松"，其方法可归纳为四不，即：不动脑、不激动、不进食、不说话。放松脑子，放松神经，平稳情绪，进入睡眠。

（2）药物治疗：药物治疗是女性更年期失眠治疗的最常用的方法，大体分为镇静催眠药、抗焦虑药及抗抑郁药 3 类，其中以抗抑郁药运用最为广泛。由于这些药物一般都具有一定的不良反应，因此必须要在专业医生的诊断指导和监督下才可以使用。

也可采用综合性治疗方法，以镇静安神及解释支持性心理治疗为主，辅以中西药联合应用，如谷维素、维生素 B_1、维生素 B_6 等与纯中药制剂九味神安胶囊等联用方法，标本兼治,取得了满意的临床调治效果,同时服用更年康片或者更年安胶囊(片)也会较好的缓解更年期症状。

6. 抵御更年期失眠的药粥

(1)桂圆莲子粥:桂圆肉(龙眼肉)20克,莲子30克,大米100克。将莲子捣碎,和桂圆肉、大米煮成粥,临睡前两小时服用。桂圆肉补益心脾,养血安神。适用于劳伤心脾、气血不足所致的失眠、健忘、惊悸等症;莲子补脾、养心、益肾。此粥对心脾两虚失眠兼心悸健忘、神疲肢倦、大便溏泄、面色少华者更为适用。

(2)百合红枣粥:百合20克,大枣20枚,绿豆50克,大米50克。先煮绿豆至半熟,放入百合、大枣和大米,再煮成粥服食,早晚各1次。百合清心安神,大枣养胃健脾,绿豆清热除烦。适于夏季失眠及妇女更年期失眠伴有心悸、心烦、潮热、自汗者服食。

(3)二仁粥:柏子仁15克,炒酸枣仁20克,粳米100克。先将柏子仁、酸枣仁捣碎,和粳米一同煮粥,待粥将熟时加入适量蜂蜜,再煮沸,睡前服食。柏子仁有养心安神之功,对于心血不足、神志不宁、失眠多梦、惊悸怔忡颇有良效;酸枣仁补益肝胆,滋养心脾,是治疗虚烦不眠、惊悸不安之佳品。此粥适于失眠伴多梦易惊醒、胆怯心悸,属心胆气虚者服食。

(4)竹沥粥:竹沥汁20克,小米100克。先煮小米做粥,临熟下竹沥汁,搅匀,晨起空腹食之。竹沥(系由鲜竹经火炙沥出之液汁,药店有售)有涤痰、除烦、定惊之功。适于失眠伴头重、胸闷痰多、恶食嗳气,属于痰热内扰者服用。

(5)龙胆草粥:龙胆草10克,竹叶20克,粳米100克。先加水煎煮龙胆草、竹叶,取汁代水加入粳米煮成粥,代早餐服食。粥中龙胆草泻肝降火,竹叶清心除烦。适于失眠兼性情急躁易怒、目赤口苦、小便黄、大便秘结,属于肝郁化火者服食。

(6)生地黄粥:生地黄30克,炒酸枣仁20克,粳米60克。先水煎生地黄、酸枣仁,取汁去渣,以药汁加粳米煮粥晨起代早餐食之。生地黄清热滋阴,酸枣仁宁心安神。适于失眠兼心烦、心悸、头晕、耳鸣、腰酸梦遗、五心烦热,属于阴虚火旺者服用。

失眠患者可选择适当药粥,一般连用5~7天即可解除失眠之烦恼。

7. 睡前泡脚缓解更年期失眠

据有关资料显示,双脚常常发凉的女性,睡眠质量比脚部暖和的女性差许多。因而,女性特别是更年期和老年女性,要天天晚上睡觉前用热水泡泡脚。

热水可以扩张足部的血液循环,降低足部的肌张力,并促使头部的血液向下肢流动,相对减少脑充血,使人产生浑身放松和昏昏欲睡的感觉。脚凉的女性,冬天无妨穿着袜子睡觉。

（六）老年人失眠的治疗用药

1. 老年人失眠的原因

失眠在老年人群中十分多见,约占 50％,而且随着年龄增长发生率更高。那么,是什么原因导致老年人失眠呢?

(1)心理(社会)因素:对老年人常见且影响重大的是退休和丧偶,其影响涉及生活、情绪、经济等许多方面。可能是老年人失眠的主要因素。

(2)生理因素:①睡眠生理改变。正常人入睡的早期阶段睡眠浅,易醒;晚期阶段睡眠深,不易醒。老年人的早期阶段加长,晚期阶段缩短,所以易醒。②褪黑素缺乏。褪黑素是大脑松果体分泌的一种激素,有维持睡眠节律的功能,老年失眠患者,血循环的褪黑素减少,高峰出现延迟,也会影响睡眠。③睡眠过早,早睡早醒。

(3)病理因素:①性格欠完美。抑郁、焦虑、紧张等,是失眠的常见原因。②器质性疾病。夜尿多(男性前列腺肥大、女性尿失禁)、心脏病、关节炎、帕金森病、停经、肿瘤等。③服用多种药物。老年人疾病多、服药多,有些药物可干扰睡眠。

(4)睡眠时发生的疾病:①睡眠呼吸暂停综合征。由于呼吸道不够畅通,出现异常的呼吸暂停。②下肢不宁综合征。睡觉时下肢不安多动,老年人多见(约 20％),可有麻木、蚁走、针刺等感觉。③阵发性肢动综合征。睡觉时阵发性下肢急动、踢腿,一次可长达 20～40 秒,约 40% 老年人具有此症。以上几种病症都有可能干扰睡眠,使有效睡眠时间减少。

2. 老年人失眠的临床特征

一般来说,老年人容易失眠,老年人睡眠时间减少、深度变浅及昼夜节律的改变是一种常见现象,但由于心理因素的改变、躯体疾病、精神障碍(焦虑症、抑郁症及其他精神疾病等)、药物影响(抗高血压药、抗帕金森病药、内分泌激素、消炎药及支气管扩张药等),还有酒精及咖啡饮料等,均可引起老年人入睡困难、早醒及睡眠中多次醒转,失眠成为其主述症状,自感睡眠质量不好或睡眠时间太短,并影响白天生活、工作和学习,如白天易瞌睡、缺乏精力、注意力不易集中、记忆力减退、易激惹,以及头痛、头昏等。

3. 老年人长期失眠的调理

(1)找出原因,针对病因处理失眠

①因某些慢性消耗性疾病或老年人内抑制减弱所致的失眠,应予以全身强壮疗法或给予改善神经细胞代谢的药物进行治疗。

②因精神刺激等外因所致者,当消除精神刺激或劝导患者正确对待,往往通过精神疗法而使患者获愈。不可因医护

人员的服务态度而再次增加患者的精神刺激与负担。

③因某种疾病痛苦而使患者不能入睡者,应积极消除患者的痛苦,治疗原发性疾病。

④心因性原因对失眠产生一种恐惧或焦虑者,应使患者了解睡眠与觉醒的正常规律,从而消除心因性影响。

(2)从生活习惯入手

①就寝和起床时间要有规律。

②减少待在床上的时间,除非是睡觉,不要在床上看书或看电视。

③分散注意力,不要老是想着自己可能又睡不着了。

④睡前应避免喝咖啡、吸烟及饮酒,不要吃得过饱。

⑤积极培养业余爱好,丰富晚年生活。

⑥寝室环境应舒适,温度适当,通风良好。

如果老年人的失眠症状严重,经过一些调节之后仍没有改善,则应向医生需求帮助,适当的服用催眠药物,以帮助恢复正常的睡眠。但由于老年人的各项生理功能退化,用药时一定要遵从医嘱,且不可滥用药物,以防因用药不当引发其他疾病。

(3)老年人长期失眠症怎么调理

①老年人如果出现暂时的失眠,千万不要为之急躁,因为有些老年人刚躺下不久就开始担心入睡问题,这样反而因为担心而加重失眠程度。所以,对失眠引起的症状要采取顺其自然的态度,只有采取这种"随它怎么样"的态度,它对人的影响才会越来越小。

②适宜的环境也是尽快进入睡眠状态,摆脱老年失眠症

的重要因素之一。卧室要亮度适宜、空气流通、温度适宜、避免出现各种噪音,同时床上的被褥也要清洁柔软。

③对经常受困于失眠症的老年人,应以清淡滋补为原则进行饮食调养。吸烟喝酒是大忌,也不能喝浓茶或咖啡。如果睡前能饮一杯热牛奶是最好的。

④老年人失眠症的调养,建议作息时间要有规律。睡眠时间要放在晚间,白天可以适当地进行一些体育锻炼,如晨跑、散步、打太极拳等。有睡意时再上床,最好不要在床上看书、看电视。

4. 老年人应对失眠的方法

(1)养成良好的生活习惯:临睡前,卧室注意通风;舒适的床褥,柔软的枕头,厚薄适度的被子都有助于睡眠。饮食方面,避免睡前饮用浓茶,饮食过饱或食用刺激性食物。坚持晚饭后散步半小时,亦能促进睡眠。

(2)调节好生物钟与体温:定时置身早晨的阳光中,周末也不例外,那么生物钟就会准时地运转,这是预防失眠最关键的一步。睡前洗个澡,或在睡前做 20 分钟的有氧运动,有助于睡眠。

(3)其他:在某些情况下,晚睡早起,减少睡眠时间,反而有利于提高睡眠质量;另外,人置身于某种噪声中,其深度睡眠时间会因此减少,所以应尽量避免噪声的干扰。

5. 老年人失眠慎用镇静崔眠药

老年人身体各器官功能衰退,大脑也是如此。人进入老

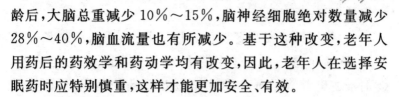

龄后,大脑总重减少 10%～15%,脑神经细胞绝对数量减少 28%～40%,脑血流量也有所减少。基于这种改变,老年人用药后的药效学和药动学均有改变,因此,老年人在选择安眠药时应特别慎重,这样才能更加安全、有效。

(1)镇静催眠药不是"万能"药:目前临床上常用的镇静催眠药安定类药物,在药物学分类上属抗焦虑药(弱安定药),其主要作用是稳定情绪、减轻焦虑和紧张状态,并能松弛肌肉和改善睡眠,因此除了镇静、抗惊厥和抗焦虑外,临床上多用于催眠。安定类药物中常用的有地西泮、阿普唑仑(佳静安定)、氯硝西泮、艾司唑仑等,这类药物比传统的催眠药巴比妥类具有更高的选择性,安全范围更大,对呼吸抑制作用小,几乎无肝毒性,大剂量也不引起麻醉等优点,但长期应用亦可产生耐受性和依赖性,甚至成瘾或产生戒断症状。

人的睡眠过程有两个相互转化的时相,生理学上称为慢波睡眠和异相睡眠。成年人睡眠一开始首先进入慢波睡眠,持续 80～120 分钟转入异相睡眠,持续 20～30 分钟后又转入慢波睡眠,整个睡眠期间,这种反复转化 4～5 次,越接近睡眠后期,异相睡眠持续时间越长,异相睡眠期间呼吸不规则且多梦。老年人睡眠多梦,常误以为失眠而求助于镇静催眠药,但安定类镇静催眠药对异相睡眠几乎无影响,因此亦不能使梦境减少,故安定类药物最适合的治疗对象是焦虑性失眠。服用安定类药物的老年人易出现嗜睡、轻微头痛、乏力等不良反应,偶然还会致低血压、呼吸抑制、视物模糊、皮疹、尿潴留、抑郁、血细胞减少等症,因此患有青光眼、重症肌无力、粒细胞减少、前列腺肥大、慢性阻塞性肺炎、心脑血管疾病的患者应慎用。

(2)使用镇静安眠药要注意以下几点:①从小剂量开始服用,逐渐小量增加。②定期去医院进行肝、肾功能检查。③剂量适患者情况而定,肥胖者易出现药物蓄积,然而体质弱者也存在较大危险性。④短效药物优于长效药物;短效药物服药次数多,但严重不良反应如跌倒、臀部骨折较少发生。不过,使用短效类药物停药较困难,明显存在撤药反应。

非安定药物作为抗焦虑药和安眠药的治疗,可分为两大类:咪唑吡啶类,如唑吡坦;环吡咯酮类,如唑吡克隆;安眠药和镇静药均易发生耐药性和依赖性,因此均应避免长期服用,或选用几种有效药物交替使用。

6. 老年人失眠要慎用巴比妥类药

临床经验表明,老年人失眠最好避免使用包括苯巴比妥在内的巴比妥类药物,其原因如下:

(1)有些老年人对巴比妥类药物的耐受性差,常可引起严重的嗜睡,精神不振。

(2)患有慢性阻塞性肺疾病(慢性支气管炎、慢性肺气肿)的老年人,常伴有较重肺功能不全,巴比妥类药物即使是小剂量,也可导致严重缺氧及二氧化碳潴留,严重者可造成肺水肿或呼吸麻痹,当属禁忌。

(3)老年人有不同程度肾功能减退,而苯巴比妥以原形由肾脏排出,易使药物排泄减缓,血浆半衰期延长,因而老年人用巴比妥类易引起意识障碍和共济失调等中毒症状。

（4）少数老年人使用该类药物后，可能出现一些异常反应，即表现为兴奋而不是抑制，如烦躁、失眠、噩梦，甚至精神错乱。

综上所述，老年人慎用或不用巴比妥类药物为好。实际上失眠原因甚多，针对失眠，首先消除引起失眠的原因，才是根本的治疗方法。比较之下，地西泮、硝西泮等对老年人失眠的治疗更加安全有效，可以取代巴比妥类。

7. 老年人失眠不可滥用安定类药物

失眠是许多老年人面临的一个严重问题，安定类药物成了他们治疗失眠症的首要选择。然而，在老年人当中，滥用安定类药物情况十分严重，相当一部分人长期服用安定类药物会产生依赖性。

许多受到睡眠障碍困扰的老年人，没有意识到就医的必要性，往往根据自己的经验滥用安定类药品。其实根据失眠症状的不同，用药类型、剂量和时间都有所不同。例如，对入睡困难者会开一些短效药物，对易早醒者会开长效型药物，而对于醒后再难入睡者则会用中效型药物。另外，不同药物的用药时间、剂量也是不同的。许多老年人看到药效不明显时，就会自做主张加大剂量，如此恶性循环会造成相当大的不良反应。

还有一部分老年人存在"睡眠感缺失"的问题。他们本来睡着了，但是醒来之后却一口咬定自己根本没睡。这类老年人若长期自行滥用安定类药物，就会造成过度镇静、肌肉松弛、长期用药会产生依赖性等严重后果。

存在睡眠障碍的老年人最好在家人陪伴下来医院就医，医生需要听取家人的说法后采取治疗措施。医院除了对不同的失眠症状进行药物治疗外，还会做一些心理辅导，目前来看，治疗效果是非常好的。另外，保持轻松的心态和规律的生活，适当参加娱乐活动都对解决老年人失眠有所帮助。

8. 老年人失眠要正确选择镇静催眠药

（1）老年人失眠症状为睡眠不深、夜间易醒，说明老年人存在一定的心理问题，可能有焦虑情绪。因此，有这类失眠症状的老年人，可服用一些含抗焦虑成分的中效镇静催眠药或长效镇静催眠药。专家提醒，这些药物虽然有利于加深老年人的睡眠，但很容易出现不良反应，破坏老年人兴奋抑制平衡，出现过度兴奋和激动的症状。老年人如果选择这类镇静催眠药物，应在医生的指导下减量服用。

（2）老年人失眠症状为单纯的入睡困难，应选择服用短效镇静催眠药。因为短效镇静催眠药可以帮助老年人快速入睡，但不会发生长睡不醒或醒后疲乏等症状。需要注意的是，在服用短效镇静催眠药时，加大服药量不会使催眠效果增强。因此，老年人在长期服用短效镇静催眠药出现耐药性导致催眠效果不佳时，切不可随意增加药量，应及时咨询医生，改用其他药物或者采用别的办法。

（3）老年人失眠症状为早醒或醒后无法入睡，应选择服用一些长效镇静催眠药，以获得较长时间的深度睡眠，避免夜间易醒和早醒的情况。

(4)若老年人的失眠症状表现为单纯的入睡困难,可服用短效镇静催眠药思诺思。思诺思的有效成分是唑吡坦,它属于新一代的非安定类催眠镇静类药物。一般情况下,老年失眠患者在口服1片(10毫克)思诺思后15～30分钟即可入睡,而且不会发生长睡不醒或醒后乏力等症状。有研究表明,老年失眠患者在连续服用思诺思5周后,其入睡的时间可明显缩短,夜间醒来的次数会减少,总的睡眠时间会延长。需要注意的是,在加量服用思诺思时,其产生的药效并不会增强。因此,当患者在服用该药效果不佳时,切勿随意增加药量。

(5)若老年人的失眠症状表现为睡眠的质量差、夜间易醒,说明该患者可能存在焦虑情绪,则可服用劳拉西泮等含抗焦虑成分的中效镇静催眠药,也可服用格鲁米特、苯巴比妥、地西泮等长效镇静催眠药。这些药物有利于患者加深睡眠。需要注意的是,老年人的脑组织较为脆弱,对一些具有安眠镇静作用的药物敏感性很高。而巴比妥类镇静催眠药在人体内的分解速度缓慢,易破坏人体的兴奋抑制平衡,使人出现过度兴奋和激动的症状。因此,老年人在使用此类药物时应减量服用。

(6)若老年人的失眠症状表现为醒得太早或醒后无法入睡,则可服用硝西泮或氯硝西泮等长效镇静催眠药。因为这些药物能帮助失眠患者获得深度睡眠。

(7)在服药细节上的一些注意事项:①药物的种类和剂量应根据老年人自身的情况而定,应考虑到体型、体质等因素。②老年人服镇静催眠药期间一定要定期去医院进行肝、肾功能检查，做到提前预防肝、肾衰竭。③一般情况下，短效药物优于长效药物，较少出现不良反应。但是，短效药物由于服药次数多，比较容易药物成瘾，停药困难。④老年人服镇静催眠药时一定要从小剂量开始，甚至可以减半服用，再逐渐小量增加。

(8)遵循服药原则：①一定要选择最适合自己的镇静催眠药。②要按需服用，以达到既能睡好觉，又不影响次日活动的效果。③应根据自己的身体情况适当减少镇静催眠药的服用剂量。若服用以前从未用过的镇静催眠药，则一定要先从小剂量开始服用，甚至可以减半服用。

需要注意的是，老年失眠患者在服用上述这些镇静催眠药时，还应注意服用的时间。一般来说，短期失眠患者在用镇静催眠药两周后就应停药，但长期失眠患者可长期服用。一周失眠3次以上的患者需天天服药，而一周失眠3次以下的患者则应按需服药。同时，老年人对镇静催眠药极易产生耐药性。因此，老年人应采用交替使用几种镇静催眠药的方法来延缓耐药性的产生。

另外，还有不少老年人对使用镇静催眠药有恐惧心理，即使长期失眠也不敢服用失眠药。其实，这种担心是多余的。

9. 老年人失眠用药的注意事项

(1)不要单一用药：不能因偶尔失眠或精神焦虑，就服用镇静催眠药。而应该找出失眠的原因,对症下药,祛除病根。确实需要服用镇静催眠药时,不要长期单一用药,应选择2～3种以上药物交替使用。失眠好转后应该立刻停药,这样可以避免药物成瘾。

(2)成瘾者要科学撤药:选用短效类镇静催眠药,也可服用安神镇静的中药,如酸枣仁、夜交藤等,不要服用安眠酮和苯巴比妥等长效类镇静催眠药。如果服用镇静催眠药已经成瘾,应在医生指导下采用递减药量撤药法和轮换替代撤药法逐步停药,绝不可以突然停药,以防发生意外。

(3)用非药物疗法纠正失眠:失眠的老年人,应当尽量采用非药物疗法来改善睡眠状况,如白天不要睡觉,夜间按时就寝,增加室外活动,适当参加体育锻炼,采用气功疗法或利用食品催眠等。

治疗老年人失眠的药物和用药注意事项就介绍到这里,如果想了解更多有关老年人失眠的预防和治疗详情,可咨询心理医生。

10. 应对老年人失眠的验方

方1:柴胡、木香各9克,白芍、丹参各12克,檀香、五味子各6克,玉竹、熟酸枣仁各20克,夜交藤、生龙骨、牡蛎各30克。心烦口苦者,加栀子、黄芩各8克;痰多胸闷者,加陈皮、胆南星各9克,去玉竹、五味子;口干便秘者,加生地黄、玄参各12克;易惊醒者,加琥珀粉4克冲服。水煎服,每日1剂,7天为1个疗程。主治肝气不疏、心神失养所致失眠。

方2:生地黄12克,百合30克,酸枣仁20克,炙远志10克,五味子10克,女贞子10克,墨旱莲20克,龙齿10克,珍珠母30克。水煎服,日服1剂,每日2次。主治心阴亏虚、神魂失养之失眠。

方3:竹茹10克,枳实10克,陈皮10克,法半夏15克,茯神15克,黄连6克,牡丹皮10克,栀子10克,珍珠母30克,炙甘草6克。水煎服,日服1剂,每日2次。主治虚热内扰之失眠。

方4:当归12克,柴胡10克,生地黄10克,川芎10克,赤芍10克,枳壳10克,桔梗10克,川牛膝10克,桃仁10克,红花10克,黄连5克,法半夏30克,甘草6克。水煎服,日服1剂,每日2次。主治阴血不足、血行不畅之顽固性失眠。

方5:太子参10克,炙远志10克,炙黄芪20克,当归12克,炒白术10克,茯神15克,酸枣仁30克,桂圆肉12克,夜交藤30克,炙甘草6克,大枣5枚,生姜1片。水煎服,每日1剂,日服2次。主治心脾亏损、心血失养之失眠。

方6:甘草15克,大枣8个,小麦30克,百合30克,竹茹10克,生地黄10克,麦冬12克,桑葚20克,黑芝麻20克,夜交藤30克。水煎服,每日1剂,每日2次。主治阴虚血少、神失血养之失眠。

11. 老年人失眠的食疗方

方1:酸枣仁10克,加白糖研合,临睡前用少许温开水调服。

方2:小麦(去壳)60克,大枣15枚,甘草30克,加水4碗煎成1碗,临睡前服。

方3:鲜百合50克,加蜂蜜1～2匙拌合,蒸熟,临睡前服。

方4:核桃仁10克,黑芝麻10克,桑叶60克,共搅成泥状,加白糖少许,临睡前服用。

方5:鲜花生叶15克,赤小豆30克,蜂蜜2汤匙,水煎服,临睡前喝汤吃渣。

方6:黑豆15克,小麦(去壳)15克,合欢花30克,加水6碗熬成1碗,临睡前服。

方7:莲子30克,百合15克,冰糖适量。将莲子、百合共煮成汤,加冰糖调味,临睡前服,每日2次。

方8:酸枣仁30克,粳米50克,红糖适量。将酸枣仁捣碎用纱布袋包扎,与粳米同入砂锅内,加水500毫升,煮至米烂汤稠停火,然后取出纱布袋不用,加红糖,盖紧盖,闷5分钟即可。每晚临睡前1小时,温热服。

方9:小麦30克,粳米100克,大枣5枚。将小麦洗净,加水煮熟,捞出小麦取汁,再入粳米、大枣同煮。或先将小麦捣碎,同枣、粳米煮粥。每天温热食2～3次,3～5日为1个疗程。

方10:芡实、薏苡仁、白扁豆、莲肉、山药、大枣、桂圆、百合各60克,大米150克。先将各药煎煮40分钟,再入大米继续煮烂成粥,分顿调糖食用,连吃数日。

方11:柏子仁10～15克,粳米50～100克,蜂蜜适量。

先将柏子仁去尽皮壳杂质,捣烂,同粳米煮粥,待粥成时,兑入蜂蜜,稍煮1～2沸即可。每日服食2次,2～3日为1个疗程。有润肠通便、养心安神之功。适用于心悸、失眠、健忘、长期便秘或老年性便秘者。

方12:炒酸枣仁60克,大米400克。将炒酸枣仁加水煎熬,取汁去渣,再加入大米熬粥。每次适量食用。现代医学发现,酸枣仁含有丰富的植物油、有机酸和维生素,具有抑制中枢神经系统、镇静和催眠作用。

方13:大枣(去核)500克,加水煮烂,再加冰糖100克,阿胶(后放)150克,慢火煨成膏。早晚各服1～2匙。此方对气血虚引起的失眠、多梦、精神恍惚者疗效极佳,也是滋补佳品。

八、失眠的起居调理

（一）失眠的一般调理

1. 良好睡眠的建议

（1）适当参加体力活动有助于正常睡眠。白天要保持一定量的体力活动，尤以规律性的运动更为重要。下午要有足够时间的室外活动，以便接触阳光。因为形成睡眠生物钟节律需要阳光。

（2）睡眠环境要安静、整洁，房间要舒适、光线要暗、通风良好。入睡前停止体力活动，可安排一些常规性的轻松活动，如看报、听轻音乐、漱洗等，意在暗示身体，现在向睡眠行进了。每天如此，日久养成身体在特定时间习惯性地倾向入睡状态。

（3）睡前小餐，也有助睡眠。因为轻微饥饿时，本人尚未意识到是饿，但难以入睡。这时少量进食，有助于入睡。尤其老年人神经感觉不敏感，当晚餐入量太少、或夜睡太晚时失眠，勿忘这一可能。

（4）不要在晚上、下午吸烟及饮用咖啡、酒、浓茶等，否则会兴奋大脑,造成失眠。

(5)心理因素是失眠的主要原因之一,老年人更是这样。对入睡难,宜泰然处之,不可心存忧惧,否则只会使入睡更难。医学专家提示:虽未入睡,躺着也是休息,和睡眠的作用是一致的。这样就会心情平静,容易入睡。老年人活动、工作不多,每日睡眠 4~7 小时已足够,不必担心。

(6)安眠药只可偶尔一用,不可作为睡眠依靠,长期服用。一旦视安眠药为靠山,势必睡前非用不可,这就如同吸毒成瘾一样,很难终止。安眠药久用,剂量必会越来越大,否则无效。长期服用大量安眠药的人,对身体贻害不能算小,应当警惕。

2. 养成良好睡眠习惯

(1)抓住入眠良机:人体到了夜晚,自然会体温下降,新陈代谢减缓,身体进入放松状;但是如果体温太低,身体发冷,反而不容易入睡。因此一般理想的就寝时间是晚间11~12 时。

(2)好枕头好睡眠:睡眠状态有周期性,刚刚睡着时睡得最深,之后又变浅、再变深,周而复始。最初的熟睡关键是枕头,理想的枕头是能够维持颈部与头部之间的自然曲线,又不会对颈部造成压力。

(3)避光源睡好觉:人脑中的松果体在夜间人体进入睡眠状态时,会分泌褪黑激素。褪黑色素的分泌可以抑制人体交感神经的兴奋性,使血压下降,心跳速度减慢,心脏得到休息。但是,眼球一见到光源,褪黑激素就会停止分泌。因此夜间睡眠不好的朋友可以戴上眼罩,保持褪黑激素的正常分泌。

(4)规律作息:养成良好的睡眠习惯,形成规律的作息时间,避免熬夜。每日的入睡时间是由早上醒来的时间决定的。很多人夜间入睡很晚,次日起床推至上午甚至中午,形成了睡眠的昼夜颠倒。要恢复到正常的昼夜规律,需要逐渐提前自己的起床时间,并保持起床后连续16小时的清醒,中间小憩或睡眠不要超过半小时。清醒时适当进行运动以促进新陈代谢,以及消耗精力使自然产生困意。

(5)调节心情:失眠时容易心烦气躁,可以用一些方法进行调节。一是不要过度关注入睡,在辗转反侧时可起床做些不需要过度集中注意力的事,到产生困意再去入睡。例如,可以做穴位按摩,如百会、风池、内关、神门等具有安神作用的穴位。二是告诉自己偶尔的失眠对第二天的影响不会太大,可以应对第二天的工作生活。

(6)控制室内温度:需要注意睡眠环境,可以适当开空调减少燥热,但温度不能过低,尤其入睡后人体产热减少,温度过低容易导致受凉感冒。

(7)注意饮食:避免在睡前过食冷饮或西瓜等水分过多的水果。否则会增加睡眠时的身体负担,影响睡眠质量。饮食宜清淡、少油腻,多吃一些易于消化的食物,补足水分、盐分和维生素。特别是老年人及50岁以上女同志,40岁以上的干部、经理、富裕人群,要逐步注意少吃海货和美味佳肴,或滋腻补品。主食除米饭外,可以加一些杂粮,如大麦片、玉米等大有好处,可以降血脂,同时防止营养太多,睡不好觉。

(8)生活要有规律:不少失眠患者长期生活不规律,每天到夜间2～3点钟才睡觉,而早上天亮到7～8点钟时才起床,因受到自然界阴阳消长规律的制约,一般就不能睡实。这样长时间后,生活规律打乱,就必然要失眠。如果这类患者经治疗后病情有所好转,千万要配合医生,改变这种违反自然界阴阳消长规律的生活方式,尽可能提早到12时以前,最好是10时以前睡觉,早上6时起床。

(9)适度体力活动大有益处:"体脑并用,精神乃至",失眠者有的是精神活动超负荷,有的是整天多思多虑,而体力活动不足。有的人经治疗后好转,常不易巩固,其原因之一是长期体力活动太少,精神负担太重,矛盾较多。所以,失眠症预防有一个如何体脑并用的问题。

(10)认知要提高:失眠症发生后,不要乱投医、乱服药。人们在日常生活、工作、学习中有几天失眠是难免的,一般自己懂得其发生的诱因,及时注意调整即可。如果持续2周以上,一夜只能睡2～3小时,并出现白天头晕、头胀,心慌心烦,口干等,甚至影响工作或学习就应去医院求医,在医生指导下服药。服药首先应以中药为主,一般不良反应较少。

3. 睡眠信用卡,你会怎么用

(1)拖欠"睡眠债",及时清还:的确,对睡眠时间和细节太过关注,结果往往适得其反,更容易出现睡眠问题。临床上会见到很多患者,晚上睡觉时不断地看时间,把自己搞得过分紧张,反倒加重了病情。

每个人对睡眠时间的需求量是不同的,对"睡眠债"的偿还能力也是不同的。相对而言,有焦虑心理的人,这种偿还能力最差。我们本应该睡八九个小时才够,但由于各种各样的原因,我们没有办法睡这么长时间,于是就欠下了"睡眠债"。肖先生自参加工作以来,一直在拖欠着"睡眠债"。由于他有着健康规律的生活方式和舒心的生活氛围,而且他会定期给自己放个小假,睡睡懒觉轻松一下,所以至少到目前,他欠下的"睡眠债"还不至于令他的睡眠和身心健康"破产",偿还能力尚好。

(2)每日 6 小时睡眠,最高透支限额:然而,即便如肖先生一样的人,也非常有必要知道,在绝大多数情况下,6 个小时已经是睡眠这张信用卡可以透支的最高限额了。国外有研究表明,睡眠与很多疾病及病死率的相关关系呈"U"形分布:睡眠少于 6 小时,糖尿病等的患病率增加,病死率也有所增加。每天睡眠超过 9 小时,相关疾病的患病率也有所增加。当然,个别天生短睡者除外。这个"U"形曲线的中间段,就是我们调整睡眠的目标时间段。调整措施包括:

①从正规途径了解有关睡眠的知识和信息,不要盲目相信广告,不要自己给自己当医生,也不要自己吓自己。

②勾画自己睡眠时间的"U"形曲线,了解自己睡眠信用卡的透支额度大概是多少。在不得不透支的情况下,选择

"分期付款"。即每日透支少量睡眠时间,但千万要记得,连续透支睡眠时间的日子不能太长,要注意定期、及时"还款"。一旦内外环境(如周末、节假日)可以允许自己按需睡眠,就不要再透支睡眠,务必令自己睡个饱,提前终结"分期付款"期。

③花点时间留意自己的睡眠一觉醒节律,找出自己困倦的高峰时间点,在此基础上安排每日的生活、学习和工作。在最清醒的时段去做耗神或耗力的事情,在临近困倦高峰的时段做些轻松的事情,在最困的时段(睡眠压力最大的时段)去睡觉。

④创造最有利的内外环境,提高自己的睡眠"债务"偿还能力。包括规律作息、创造最合适的睡眠环境、睡前不做令自己情绪波动的事、放松对睡眠的过分关注等。

对于正在透支睡眠这张信用卡的人,一旦发现偿还能力出了问题,或透支的负面影响继续加大,或没有足够的心理承受力去使用这张信用卡,那就应及时叫停,不再透支。

4. 喝好睡眠汤药

(1)酸枣仁汤:取酸枣仁 15 克捣碎,用水煎服,最好是每晚睡前 1 小时服用。酸枣仁能抑制中枢神经系统,有较恒定的镇静作用。对于血虚所引起的心烦不眠或心悸不安有良效。

(2)三味安眠汤:酸枣仁 15 克,麦冬、远志各 5 克,以水 500 毫升煎成 50 毫升,于睡前服用。以上 3 种药材均有宁心、安神、镇静的作用,混合有催眠的效果。

(3)养心粥:取党参35克,去核大枣10枚,麦冬、茯神各10克,以2 000毫升的水煎成500毫升,去渣后,与洗净的米和水共煮,米熟后加入红糖服用。这道粥品对于心跳加快、健忘、失眠、多梦者有明显疗效。

(4)桂圆莲子汤:先将莲子去心洗净,与桂圆、冰糖一起煮成汤即可。具有养心、宁神、健脾、补肾的功效,最适合于中老年人、长期失眠者服用。

(5)静心汤:桂圆肉、川丹参各15克,以两碗水煎成半碗,睡前30分钟服用。可达到镇静的效果,尤其对心血虚衰的失眠者,功效较佳。

(6)安神汤:将生百合25克蒸熟,加入一个蛋黄,以200毫升水搅匀,加入少许冰糖,煮沸后再以50毫升的凉开水搅匀,于睡前1小时饮用。可以安神宁气,同时可以起到补血的作用。

5. 失眠"三不可"

(1)不可对灯而睡:人睡着时,眼睛仍能感到光亮。如果对灯而睡,灯光会扰乱人体内的自然平衡,致使人的体温、心跳、血压变得不协调,从而使人感到心神不安,容易惊醒。

(2)不可睡前用脑:如果有在晚上工作和学习的习惯,要先做比较费脑筋的事,后做比较轻松的事。否则,脑子处于兴奋状态,人难以入睡,时间长了,易形成失眠症。

(3)不可睡前激动:人的喜怒哀乐,都容易引起神经中枢的兴奋或紊乱,因此,睡前的大喜大怒或忧思均会使人难以入睡,甚至造成失眠。这时,可取仰卧姿势,双手放在脐下,舌舔上腭,全身放松,口中生津时,不断将津液咽下,几分钟后你便进入梦乡。

(二)失眠的饮食调养

1. 防治失眠的食物

(1)桂圆:桂圆是一种很好的舒眠食物,桂圆有着养血安神的神奇功效,对促进睡眠有很大的帮助。利用桂圆促进睡眠,可以在每天晚上睡觉前用 10 颗桂圆煎汤,在睡前饮用。

(2)莲子:莲子有治疗夜寐、补中养神的功效,食用莲子可促进睡眠,在晚餐的时候用莲子和黄花菜一起煮食,这样便能促进睡眠。莲子中含有的莲子碱、芳香苷等成分有镇静作用。糖水煮莲子会有良好的助眠作用,不过对糖尿病患者同样不宜。

(3)葵花子:在葵花子中含有丰富的维生素 B_3,这种成分能起到调节脑细胞功能的作用,可以在吃完晚饭之后吃些葵瓜子,促进睡眠的效果也很好。

(4)黄花菜:黄花菜也是一种可以促进睡眠的食物,能治疗夜少安寐的症状,可以在每天晚餐的时候用黄花菜做佐膳,有促进睡眠的作用。

(5)大枣:能促进睡眠,是消除失眠多梦症状的食物,可以在每天晚上睡觉取 20 颗大枣煎汤服用。

(6)食醋:适量的食醋可以帮助消化食物,减轻胃肠道的负担。但有胃、十二指肠溃疡等胃酸过多的人不宜服用。

(7)糖水:喝糖水后体内可产生大量血清素,血清素进入大脑,可使大脑皮质抑制而易于入睡。糖尿病患者不宜采用此法。

(8)牛奶:牛奶中色氨酸是人体 8 种必需的氨基酸之一,它不仅有抑制大脑兴奋的作用,还能使人产生疲倦的感觉。

(9)水果:过度疲劳而失眠的人,临睡前吃点苹果、香蕉等,可以抗肌肉疲劳。

(10)鲜藕:藕中含有大量的糖类及丰富的钙、磷、铁等和多种维生素,具有清热、养血、除烦等功效,可以治疗血虚失眠。

2. 养好五脏调失眠

(1)腹胀难眠——养脾:中医学认为胃不和则卧不安,消化功能不好是失眠常见原因,多发生在饮食后,食滞不化,嗳腐酸臭,大便臭秽。

食疗方:莲子薏苡仁山药粥是首选。脾胃不和睡不好是最难受的。用莲子、薏苡仁、山药各 10 克,加入大米一起煮粥,每隔一天吃一次即可调理脾胃。平时还可以多吃点山楂。

(2)烦躁失眠——养肝:过多的加班不能很好睡觉,往往会导致情绪的变化,这很像肝郁化火证的失眠症,主要表现为突发失眠,性情急躁易怒,心烦不能入睡,或入睡后多梦惊醒。胸胁胀闷,口苦咽干,小便黄,大便秘结。

食疗方:菊花茶便宜又实用,去肝火效果很好,每天用6克菊花泡水喝,可改善失眠症状。夏枯草泡水也有很好效果。

(3)彻夜不眠——养肾:夜难入寐,甚则彻夜不眠。心中烦乱,头晕耳鸣,潮热盗汗,男子梦遗阳痿,女子月经不调,健忘,口舌生疮,大便干结,舌尖红少苔。

食疗方:酸枣仁或莲子心泡茶。对于心肾不交型失眠最重要的是心平气和,安静入睡。二者各自泡水,不要混合。各选6克泡水喝,每天2～3杯。

(4)易惊易醒——去热:有很多白领是偶有失眠,一旦入眠却噩梦纷纭,易惊易醒,头目昏沉,睡醒之后还是感觉乏力,大多是因为体内痰湿内热引起的失眠。主要症状有口苦心烦,饮食少思,口黏痰多。

食疗方:陈皮煮水代茶饮。取6克陈皮用水煮沸,当作茶水喝,每隔一天煮一次。用开水煮沸比单纯用开水泡饮效果更好。薏苡仁煮粥也可以。

(5)躁扰不宁——活血:很多中老年人长时间失眠,总感觉胸部被重物压着,夜多惊梦,可能是瘀血内阻导致,表现为面色青黄,或面部色斑,胸痛、头痛日久不愈,或经常打嗝,干呕,或心悸怔忡,或急躁善怒,或入暮潮热。舌质暗红、舌面有瘀点,嘴唇颜色暗。

食疗方:丹参或红花泡水喝,可活血化瘀。但是二者不能同时泡水喝,建议单独选一种泡水喝。丹参一般选用 6 克,红花选用 3 克。每天泡茶喝 2～3 杯就好。

3. 失眠的一般食疗方

方 1:陈小麦 60 克,大枣 15 枚,甘草 30 克。加水 4 碗煎成 1 碗,临睡前服。此方特别适合于更年期妇女,失眠多汗虚弱者。

方 2:莲子 30 克,百合 15 克,冰糖适量。将莲子、百合共煮成汤,加冰糖调味,临睡前服。此方适用于虚热烦躁失眠者。

方 3:柏子仁 10～15 克,粳米 50～100 克,蜂蜜适量。先将柏子仁去尽皮壳杂质,捣烂,同粳米煮粥,待粥熟时,兑入蜂蜜,稍煮 1～2 沸即可。每日服食 2 次,2～3 日为 1 个疗程。此方特别适用于失眠健忘、长期便秘的老年患者。

方 4:炒酸枣仁 60 克,大米 200 克。将炒酸枣仁加水煎熬,取汁去渣,再加入大米熬粥,每次适量食用。研究表明,酸枣仁含有丰富的植物油、有机酸和维生素,具有镇静和催眠作用。适合各种失眠患者。

方 5:大枣(去核)500 克,加水煮烂,再加冰糖 100 克,阿胶(后放)150 克,慢火煨成膏备用。早晚各服 1～2 匙。此方适用于气血虚引起的失眠、多梦、精神恍惚者,也是滋补的佳品。

方 6:莲心茶:莲心 2 克,生甘草 3 克。开水冲泡,如茶

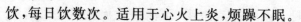

饮,每日饮数次。适用于心火上炎,烦躁不眠。

方7:百合粥:生百合100克,粳米100克,洗净,加水1000毫升,煮至米烂,日服2次。适用于心阴不足之虚烦不眠(口干、干咳)。

方8:五味子膏:五味子250克,洗净,加水浸泡半日,煮烂去渣,加蜂蜜收膏。每服20毫升,日服2次。适用于各种类型的神经衰弱失眠(转氨酶高者效果更佳)。

方9:磁石肾粥:磁石60克,打碎,煎煮1小时后,去渣;猪肾1枚,去筋膜,洗净,切片;用粳米100克,洗净,加磁石水,煮至半熟时加入猪肾片,再煮至米烂肉熟,日服1~2次。适用于肾阴虚弱、肝阳上亢之失眠、心悸不安、头晕耳鸣、高血压(老年人)。

方10:黄连阿胶鸡子黄汤:黄连5克,生白芍10克,煎水100毫升,去渣,兑入烊化的阿胶汁30毫升,候温,取新鲜鸡蛋2枚,去蛋清,将蛋黄入药汁搅拌,于每晚临睡前顿服。适用于阴虚火旺、虚烦失眠,或热病、失血后阴虚阳亢失眠。经常失眠的人,平时饮食应以清淡滋补为主,如百合、莲子、山药,可常配以粳米、糯米、薏苡仁煮粥等。此外,应忌饮浓茶、咖啡等兴奋中枢神经的饮料。

方11:小麦60克,大枣15枚,甘草30克,加水1000毫升,煎煮至250毫升时即可,临睡前服。尤适用于失眠多汗虚弱者。

方12:牛奶阿胶粥:取牛奶200毫升,阿胶10克,大米50克,白糖20克。将大米淘净放入锅内,加水80毫升,置武火上煮沸后改用文火煮40分钟,加入煮沸的牛奶、烊化的阿胶(用清水 30 毫升和阿胶共放入碗内蒸化)、白糖搅匀即成。每日 1 次,一般连喝 1 周就能见明显效果。此粥具有滋阴润肺、补血和血、生津止渴的功效。

方 13:酸枣仁汤:酸枣仁 15 克捣碎,水煎,每晚睡前 1 小时服用。酸枣仁能抑制中枢神经系统,有较恒定的镇静作用。对于血虚所引起的心烦不眠或心悸不安有良效。

方 14:静心汤:桂圆、川丹参各 15 克,以两碗水煎成半碗,睡前 30 分钟服用。可达镇静的效果,尤其对心血虚衰的失眠者,功效较佳。

方 15:安神汤:将生百合 25 克蒸熟,加入一个蛋黄,以 200 毫升水搅匀,加入少许冰糖,煮沸后再以 50 毫升的水搅匀,于睡前 1 小时饮用。百合有清心、安神、镇静的作用,经常饮用,可收立竿见影之效。

方 16:三味安眠汤:酸枣仁 15 克,麦冬、远志各 5 克,以水 500 毫升煎成 50 毫升,于睡前服用。以上 3 种药材均有宁心安神镇静的作用,混合有催眠的效果。

方 17:桂圆莲子汤:取桂圆、莲子各 100 克煮成汤服用。具有养心、宁神、健脾、补肾的功效,最适合于中老年人、长期失眠者服用。

方 18:百合绿豆乳:取百合、绿豆各 25 克,冰糖少量,煮熟烂后,服用时加些牛奶,对于夏天睡不着的人,有清心除烦镇静之效,牛奶含色氨酸能于脑部转成血清素促进睡眠。

方 19:养心粥:失眠症的饮食疗养还包括取党参 35 克,去核大枣 10 枚,麦冬、茯神各 10 克,以 2 000 毫升的水煎成

500毫升,去渣后,与洗净的米和水共煮,米熟后加入红糖服用。具有养气血安神的功效,对于心悸(心跳加快)、健忘、失眠、多梦者有明显改善作用。

方20:参味汤:太子参20克,五味子30克。煎后加糖浆,每次服15毫升,每日2次。其治疗失眠、心慌乏力有良效。

方21:生百合汤:生百合100克。生百合加水500毫升,文火煎煮后加适量白糖,分2～3次服用。其适用于病后余热未清,心阴不足的虚烦失眠。

4. 失眠的分型食疗方

(1)心火上炎:烦躁不眠失眠者 可饮用莲心茶。以莲心2克,开水冲泡,当茶睡前饮用。

(2)阴虚不眠:口干干咳失眠者 可食用百合粥。以生百合100克和粳米100克,加水1 000毫升煮粥。此方既能帮助入眠,减少噩梦,还有美容养颜的作用。

(3)心脾两虚失眠者:可用桂圆30克,粳米50克,大枣2枚熬粥食用。桂圆味甘性温,补心益脑,粳米清热安神,大枣益脾养血。三者组合可共奏益心神、和脾胃、安睡眠之功。

(4)老年或体质虚弱失眠者:可在晚餐时食用小米粥或牛奶燕麦片。小米是谷类中富含色氨酸的佼佼者,还兼具健脾、和胃、安眠等功效,熬煮成粥易于吸收。而把燕麦片加入牛奶中煮15分钟,既可安神,又能润肺通便。

(5)实证失眠者:①合蛋汤。新鲜百合 1 个,鲜鸡蛋 1 个,隔水炖熟睡前服。②酸枣仁饮。酸枣仁 25～50 克,捣碎水煎,每晚睡前顿服(胃酸过多者不宜)。

(6)虚证失眠者:①枣仁粥。酸枣仁 20 克,生地黄 15 克,大米 100 克,煮成糜粥食用。②桂圆粥。桂圆肉 15 克,大枣(去核)6 枚,大米 100 克,煮粥食用。

5. 失眠的食疗"四法"

失眠的治疗方法有很多,但从临床来看,主要有 4 种方法,即补法、潜法、消法、清法等,不同症状的患者应该采用不同的方法。

(1)补法:这类的患者表现为失眠,不易入睡或多梦易醒,醒后难以入睡,头晕目眩,肢倦神疲,饮食无味,食少腹胀或大便稀软,面色无华等症状。患者可以选用下列方法食疗。

①龙眼肉粥。龙眼肉 15 克,大枣 5 枚,薏苡仁 30 克,粳米 60 克。3 味共煮成粥,将熟时,放入白糖或蜂蜜少许调味。每日 1 剂,可分 2 次服用。

②小麦百合生地汤。小麦 30 克,百合 15 克,生地黄 15 克,生龙齿 15 克,白芍 12 克,酸枣仁 10 克,山药 15 克。小麦布包与余药共煎饮汤。

③蛤肉百合玉竹汤。蛤蜊肉 50 克,百合 30 克,玉竹 20 克,远志 10 克,白术 15 克。以上材料共煮汤饮用。

④竹精羊心汤。羊心 300 克,玉竹 15 克,黄精 15 克,枸

杞子15克,酸枣仁10克,茯苓30克,胡椒粉、羊肉汤各适量。将羊心、玉竹、黄精、枸杞子、酸枣仁、茯苓洗净,加羊肉汤适量,共煮,羊心熟烂后,用胡椒粉调味即成。

(2)潜法:这类患者主要表现为心肾不交的症状,如心烦不寐,入睡困难,睡梦纷纭,心悸不安,头晕耳鸣,腰膝酸软,手足心发热,面部烘热,夜晚睡觉时出冷汗等,可以选用下列食疗方:

①龟版驴肉汤。驴肉500克,豆豉30克,生地黄15克,当归10克,麦冬15克,沙参15克,白芍30克,夜交藤15克,葱、姜、食盐各适量。将龟版先煎半小时,然后加入生地黄、沙参、麦冬、当归、白芍、夜交藤、豆豉文火煎1小时左右,冷却后过滤,与驴肉共煮,烂后加入葱、姜、食盐等调料即可食用。

②百合黄连鸡子黄汤。百合250克,鸡子黄3个,白糖适量,阿胶15克,黄连10克,麦冬15克,柏子仁10克,远志10克,石决明30克。将百合脱瓣,清水浸泡一宿,待白沫出,去水,加清水与黄连、麦冬、柏子仁、远志、石决明大火煮沸后,改用小火煮半小时,冷却后,用纱布过滤,阿胶烊化后加入,再加入鸡子黄搅拌后略煮,调以白糖即成。

(3)消法:这类患者表现为胃气不和的症状,如睡卧不安,胃脘不适,嗳气,腹胀肠鸣,大便不爽或便秘。正所谓"胃不和,则卧不安",也就是人们常说的吃饱了撑的。

①秫米半夏粥。秫米30克,制半夏10克,麦芽30克。先将制半夏加水煎煮,去渣取汁,与淘洗干净后的秫米一同用旺火煮开,再放入麦芽,改用文火熬煮成稀粥食用。

②焦三仙汤。焦神曲 10 克,焦山楂 10 克,焦谷芽 15 克,莱菔子 10 克,厚朴 10 克。以上各药共煮,煮沸后饮用。不过,这类患者还应该慎食肥甘厚味,以免助邪,暴饮暴食者,应节制饮食。

(4)清法:这类患者表现为痰热等实邪内扰的症状,其中痰热内扰的患者表现为失眠多梦易醒,痰多胸闷,没有精神,只想睡觉,但又睡不着,晚上闭眼即梦、口干恶食、嗳气吞酸等症状。可选用下列方法食疗。

①茯苓赤小豆汤。太子参 15 克,生山药 15 克,生薏苡仁 30 克,石决明 30 克,茯苓 10 克,赤小豆 15 克,陈皮 10 克,柏子仁 15 克。以上各药用冷水浸泡半小时后,共煮,每剂煎煮 2 次,分次服完,日 1 剂。

②温胆汤。陈皮 10 克,半夏 10 克,茯苓 15 克,黄连 10 克,栀子 10 克,丹参 15 克,枳实 10 克,竹茹 10 克。以上各药用冷水浸泡半小时后共煮,每剂煎 2 次,分次服完,日 1 剂。

也有些患者表现为肝郁化火的症状,如心烦不寐、性情烦躁易怒不思饮食、口渴喜饮、小便黄、大便闭结等症状,患者可以选用龙胆泻肝汤。

③龙胆泻肝汤。龙胆草 10 克,木通 5 克,柴胡 10 克,车前子 10 克,当归 10 克,生地黄 10 克,黄芩 10 克,栀子 10 克。以上各药用冷水浸泡半小时后,共煮,每剂煎 2 次,分次服完,日 1 剂。

6. 治疗失眠的药膳

(1)鲜百合炖冰糖:鲜百合鳞茎 1 个(约 50 克),冰糖适量。制作时,先将鲜百合洗净,并将鳞茎叶剥开备用;然后取瓷炖盅1个,将已洗净剥开的鲜百合鳞茎叶放进炖盅内,加清水150毫升,再放进适量冰糖,盖好盖放进锅内,隔水炖半小时,待温,晚上睡前1小时服食。百合以野生白花的为上品。此食疗法糖尿病患者不宜用。本方取鲜百合有养阴清热、清心安神之效。

(2)柏子仁炖猪心:柏子仁12克,鲜猪心1个(150～200克,不宜太大)。制作时,先将柏子仁洗净,去除杂物及霉烂子仁备用;将鲜猪心洗净血污,去除附着的脂肪;然后,将干净的柏子仁放进猪心内(不用封口),再放进炖盅内,加少量清水,在锅内隔水炖熟服食。每3天炖服1次,以3～5次为1个疗程。大便泄泻者不宜食用,以免加重腹泻症状。本方取柏子仁养心安神、润肠通便功能;取猪心治虚悸并做药引。

(3)合欢花瘦肉汤:合欢花干品12克,鲜猪瘦肉100克。制作时,先将合欢花洗净,去除杂物;将鲜猪瘦肉洗净血污,切成薄片备用;然后,将合欢花与猪瘦肉同放进砂锅内,加适量清水煮汤,汤好后加少量食盐调味,饮服(也可一同食肉)。本方取合欢花疏肝理气安神,治心虚失眠;取猪瘦肉滋阴养血,利于安神。

(4)枣仁粳米粥:酸枣仁15克,粳米100克。制作时,先将酸枣仁去除杂物,放进打碎机中打成粉末备用。将粳米用清水洗净,放进砂锅内,加适量清水用中火煮粥,煮至粥将熟时,放酸枣仁末再煮,至米开粥稠为度,待温,加少量食盐,随量食用。本方取酸枣仁宁心安神,粳米健脾和中。

(5)莲心甘草茶:干莲子心 3 克,生甘草 4 克。制作时,先将干莲子心洗净,去除灰尘杂物备用;将生甘草洗净,去除杂物,并切成小片或碎粒状备用。将干莲子心与生甘草碎粒(或小片)放进茶盅内,用开水冲泡 5 分钟,代茶饮用,每天2～3 次。本方取莲子心清心养神,生甘草泻火解毒功效。

(6)黄连阿胶炖鸡子黄:川黄连 5 克,白芍药 10 克,阿胶 9 克,鲜鸡蛋黄 2 个。制作时,先将川黄连、白芍药洗净,同放砂锅内煎水约 100 毫升备用。将阿胶打碎,加少量清水烊化成汁,约 30 毫升,待温后,取新鲜鸡蛋 2 个,去蛋清,蛋黄放入阿胶汁内,搅拌,再加进已煎好的川黄连、白芍药水,再搅拌,然后放进炖盅内,在锅内隔水炖服。每晚睡前服 1 次,连服 3 天。本方取川黄连清心除烦,白芍药敛阴安神,阿胶滋阴润燥,鸡蛋黄除烦安神。4 味配合可清心除烦,养阴安神。

(7)莲子百合瘦肉汤:莲子 50 克,百合 50 克,猪瘦肉 250 克。将猪瘦肉切块,和莲子、百合一块加水煲汤。莲子性味甘、涩、平,入心、脾、肾经,能养心、益肾、补脾、涩肠;百合性味甘、微苦、平,入心、肺经,有润肺止咳、养阴清热、清心安神、益气调中等功效。诸物合用,共奏益气调中,补虚损,交心肾,安神,益智,清心。适用于神经衰弱,心悸失眠,病后体弱等。

(8)合欢花蒸猪肝:合欢花(干品)10 克,加水少许,泡浸4～6 小时,猪肝 100～150 克切片,同放碟中,加食盐少许调味,隔水蒸熟,食猪肝。合欢花性味甘、平,入心、肝、脾经,能舒郁,理气,安神,活络;猪肝性味甘、苦、温,入肝经,能补肝,养血,明目。共用者清风明目,疏郁理气,养肝安神功效。适用于失眠,胁痛等。

(9)甘草小麦红枣汤:甘草10克,小麦30克,大枣5枚,清水两碗煲汤,汤煎至1碗时,去渣饮汤。甘草性味甘、平,入脾、肺经,能和中缓急,润肺,解毒;小麦性味甘、凉,入心、脾、肾经,能养心、益肾、除热、止渴;大枣性味甘、温,入脾、胃经,能补脾和胃、益气生津、调和营卫。3物共用有和中缓急,养心安神除烦,补脾和胃功效。适用于癔症、神经衰弱、失眠、盗汗等。

(10)大枣茯神粥:大枣5枚,粟米50克,茯神10克。用水煎煮茯神,滤取汁液,以茯神药液与大枣、粟米同煮为粥,每日2次,早、晚服食。本方具有健脾养心、安神益智的作用。

(11)百合粥:鲜百合30克,糯米50克,冰糖适量。糯米煮粥,米将熟时加入百合煮至粥成,冰糖调味。如无鲜百合可以用干百合10克代之,直接与米同煮为粥。每日2次,早、晚温热服食。本方具有补中润肺、清心安神的功效。

(12)桑葚百合粥:鲜桑葚100克,鲜百合50克。将两味洗净,水煎服,每日1次。本方适合于心肾不交、烦热不眠之证。脾胃虚寒泄泻者忌用本方。

(13)葱枣饮:大枣20枚,葱白10克。把大枣掰开,与葱白一起入锅,加水煎煮,15～20分钟后取汤液,每晚1次,温热饮服。此方适用于心慌乏力、食少倦怠、烦闷不得眠。

(14)甘麦大枣汤:甘草10克,大枣5枚,小麦10克。将

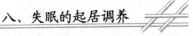

3味用冷水浸泡后,用小火煎煮,共煎煮两次,合并煎液,每日2次,早、晚温服,喝汤食枣。凡心气不足、阴虚血少、失眠盗汗、烦躁不安、悲伤欲哭者皆可食用本品。

(15)莲桂枣仁汤:桂圆10克,莲子20克,酸枣仁5克,大枣10枚。易汗出加五味子5克;体质虚弱明显加灵芝10克;虚烦不宁加百合10克;脾虚明显加山药30克,同煮汤服食。此方适宜心脾气血两虚之纳差乏力、失眠健忘者。

7. 治疗失眠的茶饮

(1)麦饭石茶:取麦饭石颗粒10~20克,溶于100毫升水中,浸泡24小时后,代茶饮,一个月为1个疗程。

(2)柏子仁茶:炒柏子仁15克。将本品炒香为度,然后轻轻捣破,开水泡饮。本品有养心安神,润肠通便之功。适用于血虚心悸,失眠盗汗等症。

(3)安神茶:煅龙齿9克,石菖蒲3克。将龙齿研碎,石菖蒲切碎,每日1剂,水煎代茶饮。本方有宁心安神之功。适用于睡卧不宁,不眠多梦等症。

(4)菖蒲茶:九节菖蒲1.5克,酸梅肉2枚,大枣肉2枚,红砂糖适量。先将菖蒲切片,放茶杯内,再把大枣、酸梅和糖一起加水煮沸,然后倒入茶杯,代茶而饮。本方有宁心安神,芳香辟浊之功。适用于平素心虚胆怯,突受惊吓,而致惊恐心悸,失眠健忘等症。

8. 失眠期间不宜食用的食物

(1)忌辛辣刺激之品：如辣椒、葱、大蒜、韭菜、姜、辣酱、芥末等食品，食后患者"火气"更大，加重失眠。

(2)忌烟酒：烟酒的刺激往往使神经系统兴奋，易致自主神经紊乱，而更不易入眠。

(3)忌肥腻食品：肥腻食品，不易消化，病者食后难以入眠。

(4)忌南瓜子：南瓜子中所含的南瓜子氨酸有刺激中枢神经，引起兴奋，影响睡眠的作用，故失眠患者不宜食用。

(5)忌胀气之物：胀气之物如萝卜、豆制品（大豆、蚕豆）等，可引起肠腔胀气，病者亦不能入眠。

(三)失眠的运动调理

1. 怎样运动有益睡眠

有一项研究证实，失眠的人每隔一天做 1 次 20～30 分钟的有氧运动，只需 4 个月，睡眠时间就能平均增加 1 小时。

另有研究显示，不同的运动形式对睡眠会有不同影响。柔韧性训练对于提高睡眠质量的效果就不如有氧运动，经常失眠的人可以进行步行、慢跑、骑脚踏车等运动。有关专家分析,这可能与有氧运动能提高身体温度,让人全身得到放松有关。同时,有氧运动所产生的适度疲劳感,也能刺激人体,使人进入更深层的睡眠。

靠有氧运动助睡眠,要掌握好运动量。一般每周运动 3 次,每次 30~60 分钟,感到稍有疲累即可。运动太剧烈,反而会使身体亢奋,不利于睡眠。在运动时间的选择上,只要保证在睡前 1 小时内不让自己过于兴奋就行了。

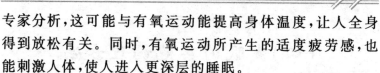

2. 运动"三步法"治疗失眠

用运动方法解决失眠可分为意念、按摩、锻炼 3 个步骤。

根据气功的意守丹田入静原理,每晚定时上床仰卧,双目微合,面部放松,口微张,舌舔上腭,呼吸平缓。两眼球自然向左右摆动,速度要缓慢,意念着一个"睡"字。在 5~10 分钟时间内,就能使人进入梦乡。

人头顶正中的百会穴有升阳举陷,安神益脑之功效。下午或晚上用指肚点压百会穴,直至百会穴有酸麻热感,入睡的效果甚佳。

锻炼要根据每人的体质、体能,选择适量的体育活动。机体经活动后适度疲劳,需要以睡眠得以恢复和补偿。选择锻炼的时间以下午 4~5 点或晚间 9 点前为宜。

锻炼后,若能再用温水泡脚并按摩,然后喝一小杯温牛奶,对防治失眠颇具功效。

（四）失眠的其他调理方法

1. 自我简易按摩法赶走失眠

（1）按压心包经：循着双侧上臂内侧中线，由上向下按压，痛点再重点按压，每日1～2次。

（2）点揉神门穴：神门穴位于腕横纹肌尺侧端，尺侧屈腕肌腱的桡侧凹陷处，于每日临睡前用一拇指指端的螺纹面，点揉另一手的神门穴，换另一手的拇指，同样点揉对侧手的神门穴，以感酸胀为宜，各重复30次。

（3）睡前搓涌泉穴：于每日临睡前取仰卧位，微屈小腿，以两足心紧贴床面，做上下摩擦动作，每日30次。

（4）揉捻耳垂：双手拇指和食指分别捏住双侧耳垂部位，轻轻地捻揉，使之产生酸胀和疼痛的感觉，揉捻约2分钟。

（5）梳头法：用指叩法，双手弯曲，除拇指外，余四指垂直叩击头皮，方向为前发际、头顶、后头、项部，左中右3行，每天3～5次，每次至少5分钟。也可用梳子，方法同前。

（6）患者仰卧位，术者坐于患者头部上方，以右手食、中二指点按睛明穴3～5次后，以一指或双拇指推法，自印堂穴向两侧沿眉弓、前额推至两太阳穴处，操作5～10分钟；然后双手拇指分别抵于两侧太阳穴，换用余下四指推擦脑后部风池穴至颈部两侧重复两遍,再以双拇指尖点按百会穴。

(7)患者坐位,术者站于患者右侧,用右手五指分别置于头部督脉、膀胱经及胆经上,自前发际推向后发际5~7次,然后术者站在患者之后,沿两侧之胸锁乳突肌拿捏,拿肩井3~5次。

(8)患者俯卧位,术者在其背部用㨰法,操作3~5分钟。心脾亏损者,可多按揉心俞、脾俞;肾虚者,可多按揉肾俞(腰部两侧),关元俞,最后再点按神门、足三里、三阴交。

(9)自我按摩:可在每晚睡觉前,坐于床上进行如下按摩:①揉百会穴50次。②擦拭肾俞穴50次。③摩脐下气海、关元穴50次。④揉按足三里、三阴交穴各50次。⑤擦涌泉穴100次。⑥仰卧于床上做细而均匀的深呼吸30次,全身放松意守丹田即可入睡。

(10)每晚临睡前先揉足三里、三阴交穴,每穴1分钟;再掐按内关、神门穴1分钟;然后用双手掌根部揉擦背部,以有热感为宜,重点按揉心俞、脾俞、肝俞穴;最后平卧闭目养神,不生杂念,用拇、食指按揉双侧睛明穴,连续揉按3~5分钟即可产生睡意。

(11)头顶正中的百会穴有安神益脑之功效。下午或晚上用指肚点压百会穴,直至百会穴有酸麻热感,入睡的效果甚佳。

值得注意的是,用按摩疗法治疗失眠,不宜用叩砸、提弹等兴奋手法,应采用有镇静安神作用的缓慢轻柔的表面按摩或深部按摩。

2. 改善睡眠的简单体操

第一节:活动脖颈。头向前倾,直到感到肌肉有些抽紧,持续 10 秒钟,前后左右各做 1 次。

第二节:刺激、活动肩膀肌肉。慢慢抬肩,然后突然放松,回到原来的位置,如此重复 10 次。

第三节:扩胸伸展。双手在背后相握,往后伸展扩胸,持续 10 秒。

第四节:压手掌。双手平举在胸前,吸气、吐气时向中间施力,重复 10 次。

第五节:舒展背脊。双手抓椅子的同一边,慢慢扭转上半身,持续 10 秒钟,反方向再做一次。

第六节:弯曲脚趾、刺激脑部。双脚往前伸直,向上抬,脚趾向脚心方向弯曲,然后突然放松,重复 10 次。

3. 改善失眠从坐姿开始

人类的脊椎是 S 形的,有的人由于日常生活中姿势不正确,造成背部肌肉操劳过度,结果产生背痛或背部僵硬,在睡眠时不能使身体保持自然的 S 形,身体放松不下来,从而影响入睡。也就是说,如果你的肩背部有了问题,在睡眠中想保持良好的松弛状态非常困难。在一项调查中专家们发现,每 5 个失眠者中就有 1 个患有肩背病痛,女性较男性更容易发生这类情况,尤其是中年以上的妇女。因此,治理睡眠建议要从背部抓起。

其实并不难做,简单说就是要"善待"背部,只要你平时注意不要老是弓着腰猴着背,不论是坐着、站着都要尽量把背伸直,减缓脊椎的老化就可以了。如果你还能坚持锻炼,使脊椎周围的肌肉保持韧度和弹性那就更好了。

做起来并不难,但做到也的确不容易,关键是两个字"坚持"。虽然睡觉的时间只约占人生的1/3,但1/3却会大大影响你另外的2/3。高素质的睡眠应该经历4～5个的熟睡过程,让身体有机会好好地新陈代谢,恢复体力,提高免疫能力。因此,6小时的熟睡,比起断断续续8小时的睡眠,效果会好得多。可别小看这"坚持"二字哦!

4. 选好枕头治疗失眠

(1)决明子枕头:决明子性微寒,略带青草香味,枕着睡觉闻着味道,犹如睡在青草丛中。其种子坚硬,可对头部和颈部穴位按摩,所以对肝阳上亢引起的头痛、头晕、失眠具有改善作用。另外,决明子有凉爽特性,夏天使用特别舒适,尤其符合中医"凉头热脚"基本理疗理论。

(2)绿豆壳枕头:绿豆壳素有枕头填充料"王者"之称,柔软、解暑又凉爽,实为不可多得的精品。绿豆壳即绿豆孵芽(豆芽菜)后之壳,它的特性为清凉、透气、散热快,其清凉成分可以促进血液循环,帮助睡眠,同时其可以降低头部温度,对头脑好。人体经过一天的活动,到了晚上火气会往上升,造成头部积存热气,绿豆壳能退火、降温,安定情绪,帮助入睡,尤其是对失眠患者更是大大有利。

5. 枕头的高低对睡眠质量的影响

通常情况下,枕头的适宜高度,以 10～15 厘米较为合适,但具体尺寸还要因每个人的生理特征,尤其是颈部生理弧度而定。肩宽体胖者枕头可略高一些,而瘦小的人则可稍低些。

睡眠习惯对于确定枕头的高度也有影响,习惯仰睡的人,其枕头高度应以压缩后与自己的拳头高度(握拳虎口向上的高度为拳高标准)相等为宜;而习惯侧睡的人,其枕头高度应以压缩后与自己的一侧肩宽高度一致为宜。当然,无论仰睡、侧睡都能保持颈部正常生理弧度的枕头是最理想的。

对于枕头本身而言,支撑脖子后面(颈曲)的部分应稍高一些,并具备一定的硬度,以便能衬托和保持颈部的生理弧度。而支撑后脑勺的部分应较上述部位低 3～5 厘米,使之既能完全支撑头部,又能与颈部的高度相适应。

一般来说,患有高血压、心脏病、哮喘的人有时需要睡高枕;患低血压、贫血的人则有时需要睡低枕。

有研究认为:①仰卧位头后枕:6±1 厘米。②仰卧位颈部枕:11±1 厘米。③侧卧位脸侧部枕:13±1 厘米。

6. 枕边放洋葱、生姜治疗失眠

洋葱和生姜的气味有安神的作用,使大脑皮质受到抑制,闻着这些气味能帮助入睡。其方法为:取洋葱适量,洗净,捣烂,置于小瓶内,盖好,睡前稍开盖,闻其气味,10分钟后即可入睡;也可以将15克左右的生姜切碎,用纱布包裹置于枕边,闻其芳香气味,便可安然入睡。这两种方法一般在使用10天至1个月后睡眠就会明显改善。

另外,失眠者在临睡前不要吃辣椒、大葱、胡椒、桂皮、芥末等辛辣刺激性的食物,以免造成大脑神经兴奋,影响睡眠。